ココナッツオイルで−10歳美人

監修 オーガスト・ハーゲスハイマー

ココナッツオイルで−10歳美人

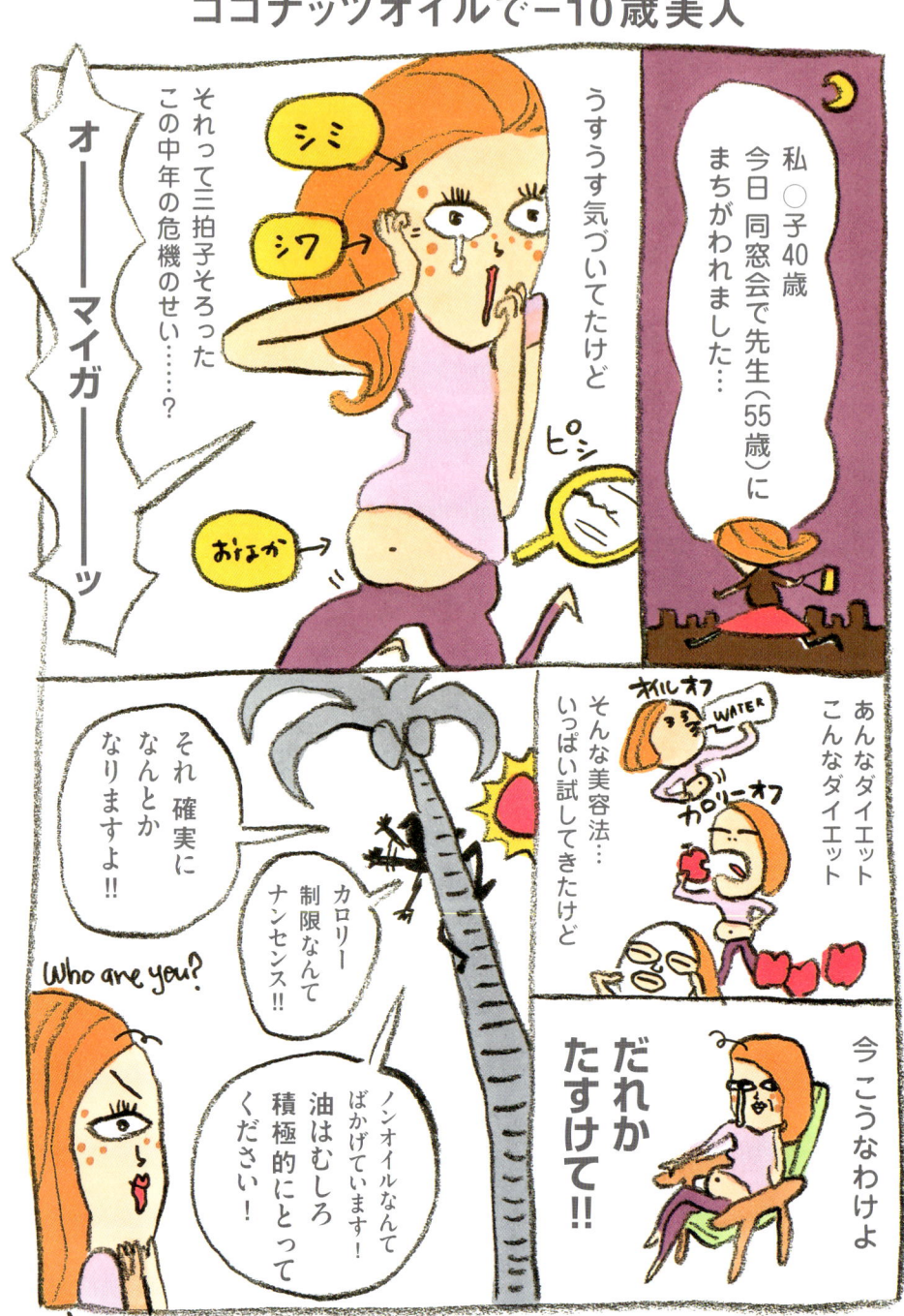

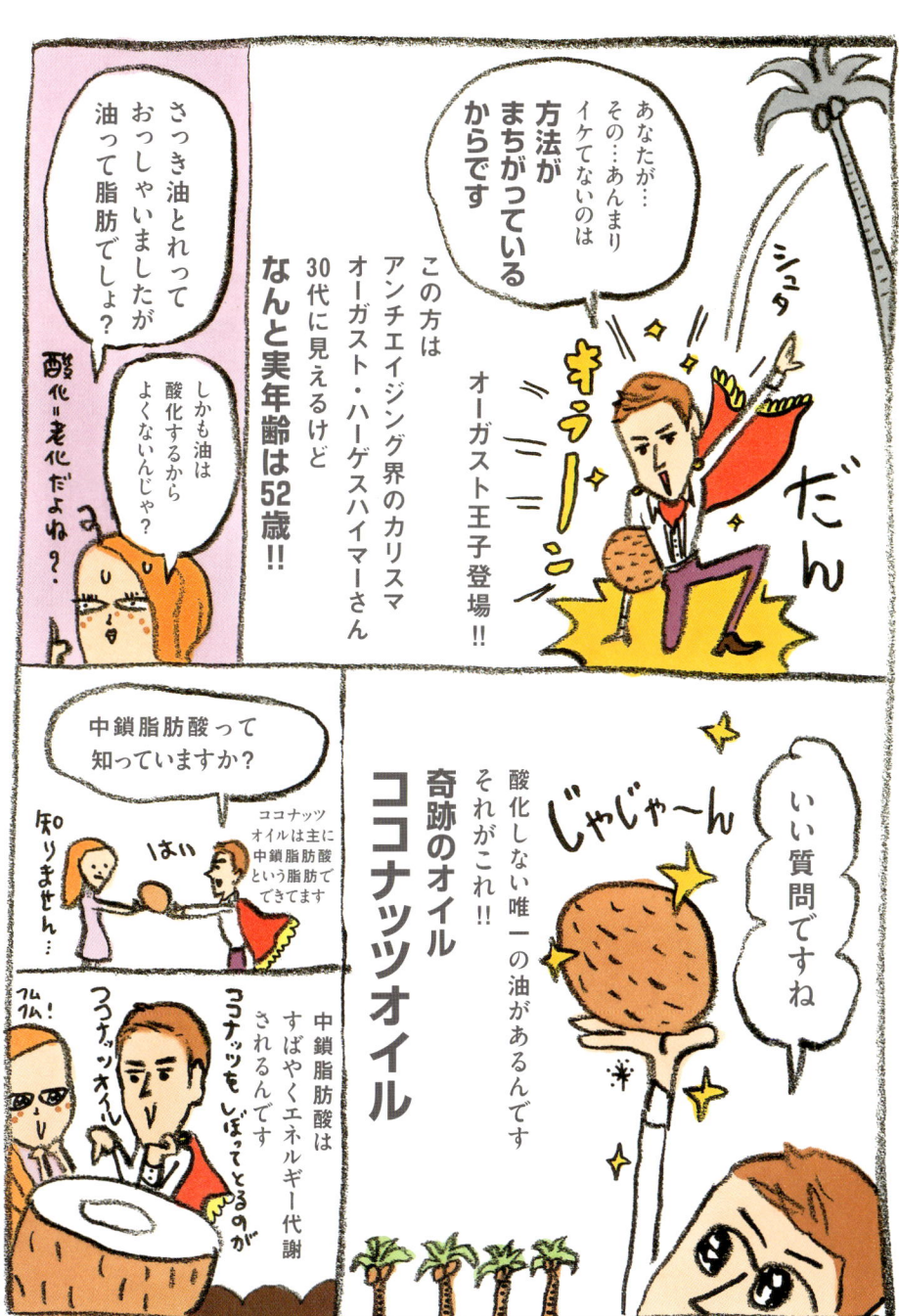

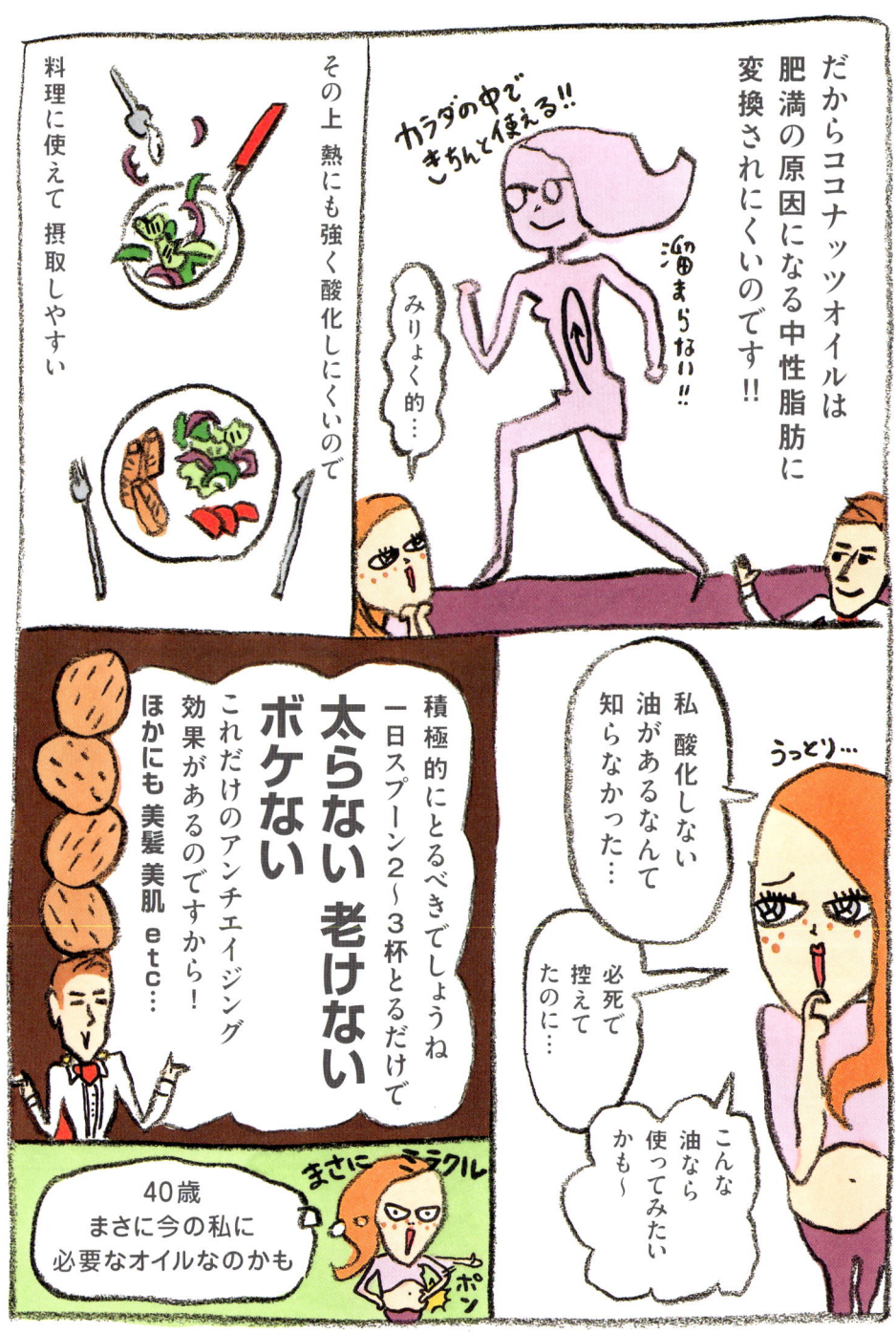

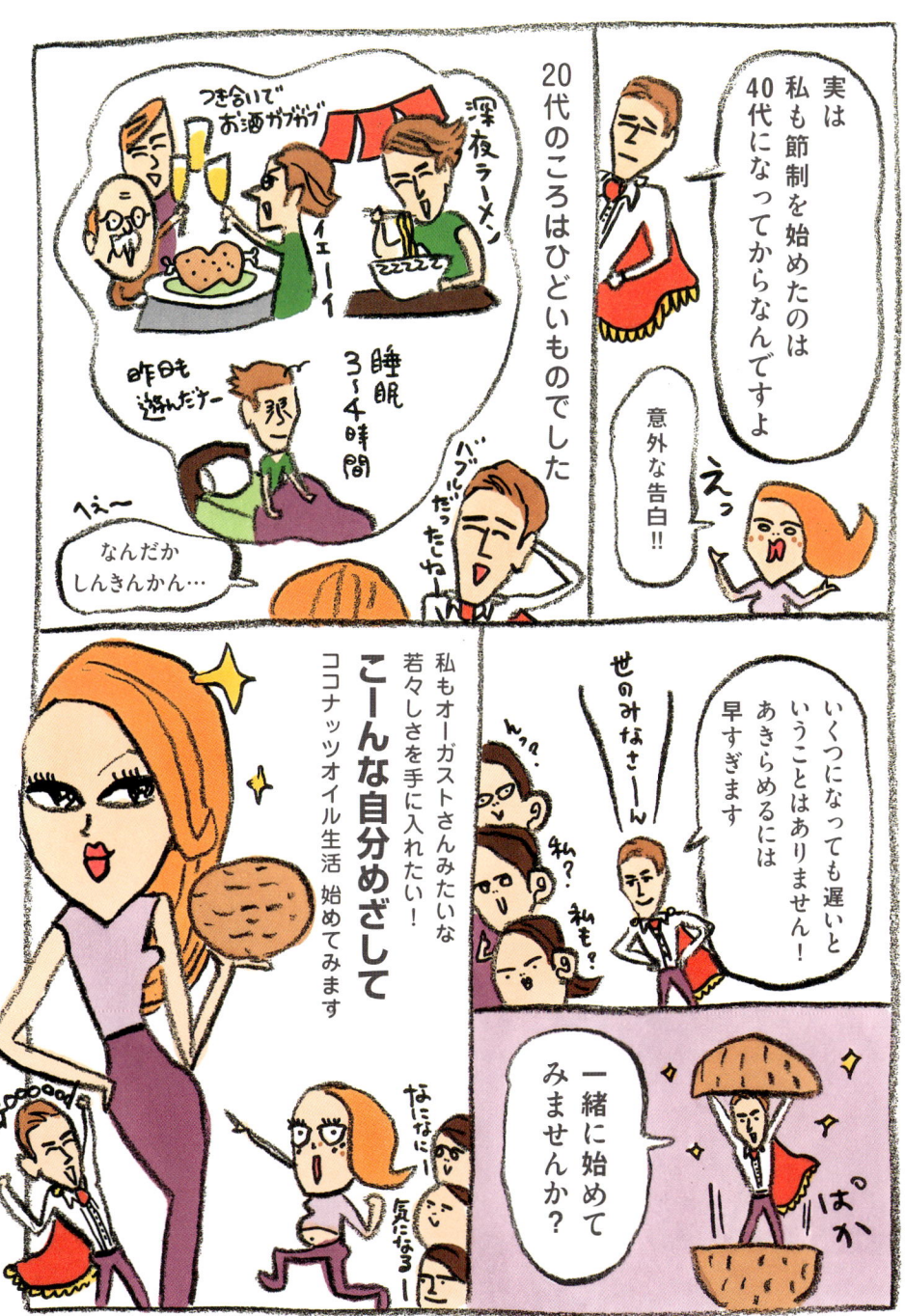

キメが整い、プルンと潤いのある肌、ツヤやかでコシのある美しい髪、キュッと引き締まったボディ、そして疲れにくく、フレッシュで健康的な体…。男女問わず、多くの人が望んでいるこのような要素を手に入れるには何が必要でしょうか。

私は、1食事・2運動・3休息の3つが不可欠だと考えています。とくに、一番重要なのが食事。あまり、じっくりと考える機会は少ないと思いますが、人の体は食べたものから出来ています。栄養をとることにより、新しくて強い細胞を作り出し、それが皮膚や血液、筋肉、骨を作り出しているのです。

どんなに生まれつき美しいルックスの人でも、毎日ジャンクフードや添加物だらけの食事で暴飲暴食していたら、どうなるでしょうか。20代や30代前半の頃は良くても、そのうち肌はシミ、シワ、たるみが目立つようになり、見た目だけでなく体内年齢もグッと老けるでしょう。正しく食事をとることで、ホルモンバランスが整い、代謝が上がるので、肌が整いスリムな体型になるだけでなく、それが一生のアンチエイジングへと繋がっていきます。

「栄養」と聞くと、サプリメントを思い浮かべる方もいるかもしれませんが、それは単なる補助食品であり、厳選したものでないと飲むメリットがありません。栄養をとるなら、

ココナッツオイル生活で
あなたはもっと、若く美しくなれます

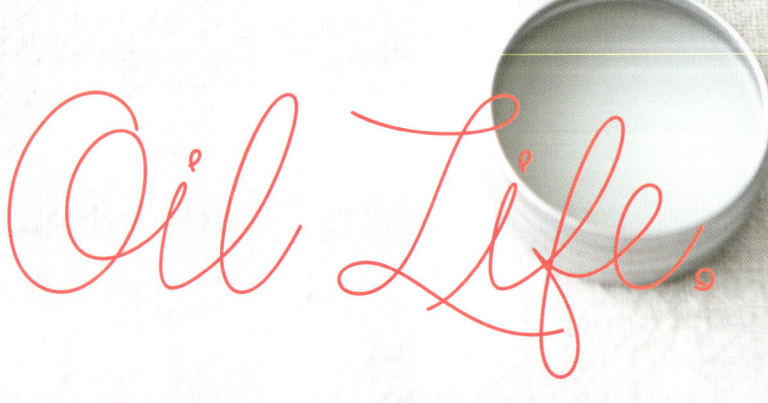

食材をそのまま食べるのが一番の方法。僕も、昔は毎日40種類以上ものサプリメントを飲んでいましたが、体は疲れやすいままで、全く効果がありませんでした。

ちなみに、市販の野菜ジュースは熱処理をされ、酵素だけでなく食物繊維も失われていて栄養はほとんど残っていません。完全に糖質の塊なので、かえって太りやすくなります。

私が提唱している食事法では、緑色の濃い生の葉野菜とタンパク質を毎食とるのが原則ですが、もうひとつ重要な食材が油です。油=太るというイメージがあると思いますが、それは間違い。質のいい油はすぐにエネルギーに変換され、余分なものは体外に排出されるので、コップ1杯飲んでも太りません。また、油は細胞やホルモンの材料にもなるので、アンチエイジングにとって欠かせない食材なのです。

中でも、一番のおすすめはココナッツオイル。主成分である中鎖脂肪酸が細胞を活発にし、免疫機能を高め、美肌や健康を促進します。また、母乳にも含まれるラウリン酸が、老化の原因となる体内の酸化を防止、といいことだらけ。まるでマカロンのようなフルーティーな香りと、ほんのりとした甘さで、美味しく続けられるのも特徴。ぜひ、毎日の生活にココナッツオイルをとり入れて、太らない、老けない、疲れない、（またはボケない）体を手に入れてください。

Let's Start a Coconut

Stay youthful and beautiful forever,
いつまでも若く、元気で、美しく！

August Hergesheimer

CONTENTS

006 **はじめに**
ココナッツオイル生活で
あなたはもっと、若く美しくなれます

Part 1
アンチエイジングとココナッツオイルの関係

012 老化の一番の原因は糖化と酸化
014 糖質の代わりに油をとり入れて
アンチエイジング!!
016 やせる油、中鎖脂肪酸って何??
018 奇跡のオイル!!
ココナッツオイルを知ろう
020 ココナッツオイルが
アンチエイジングに一番いいワケ

022 **ココナッツオイルのうれしい効果5**
023 1．太らない!!
024 2．老けない!!
025 3．ボケない!!
026 4．サビない!!
027 5．病気にならない!!

Part 2
ココナッツオイルを使ってみよう!

030 ココナッツオイルはこんなに使える!!
　1．料理や飲み物に
　2．肌や髪のケアに
031 3．オイルプリングや暮らしの手入れにも

032 ココナッツオイル
　こんな使い方はNG!
033 ココナッツオイル
　温度による形状の変化
034 **ココナッツオイルを使ってみましょう**
　1．コーヒーや紅茶にプラスする
035 2．スムージーにプラスする
036 3．調味料にプラスする
037 4．炒め油などの加熱調理の油に

Part 3
肌・髪ケアに効く手作りコスメレシピ

040 1．バスボム
042 2．リップクリーム＆保湿クリーム
044 3．歯磨き粉
045 4．ヘアパック
046 5．ボディオイル
047 6．美白パック
048 まだまだ使える! ココナッツオイル

Part 4
オーガスト流アンチエイジングの食事法＆ココナッツオイルのおいしいレシピ

052 10歳若返るオーガスト流食事法
054 美のオーガストプレート
056 「オーガスト流食事法」＋
「ココナッツオイル」
朝・昼・夜で−10歳美人

Dessert

- 078 ココナッツオイルと
マカダミアナッツの
ハワイアンパンケーキ
- 080 スパイスを使った
ココナッツ生チョコレート
- 081 ココナッツハニートースト

- 082 COCONUT OIL COLUMN
アンチエイジングに効くスパイス
- 084 COCONUT OIL Q&A
ココナッツオイル&
アンチエイジングQ&A

COCONUT OIL INFO
- 092 ココナッツオイルの選び方
- 093 バージンココナッツオイル
- 094 プレミアムココナッツオイル・
ココナッツバター
- 095 ココナッツ食品
ココナッツスキンケア

Salad

- 060 ローストビーフ&トマトマリネサラダ
- 062 コブサラダ
- 063 水菜とマッシュルームと
鶏ささみハムのサラダ
- 064 ベビーリーフと魚介のサラダ
- 065 ヤムウンセン風サラダ
- 066 **ココナッツオイルドレッシング5**
アンチョビドレッシング
トマトドレッシング
- 067 セサミドレッシング
バルサミコドレッシング
フレンチドレッシング

Maindish

- 068 チキンココナッツオイルカレー
- 070 サティ
- 071 白身魚とパプリカのカルパッチョ
- 072 パプリカと鶏むね肉の
スパニッシュオムレツ
- 073 エスニック風ふんわりかに玉
- 074 鶏ささみのスチーム
グレープフルーツ風味
- 075 鶏ささみと野菜のココナッツグリル
- 076 ガーリックシュリンプココナッツ風味
- 077 白身魚のココナッツ風味の
ホイル蒸し

COCONUT OIL LESSON

Part 1

アンチエイジングと ココナッツオイルの 関係

抗酸化力に優れ、脂肪がつきにくい性質を持つ
ココナッツオイルは、アンチエイジングの強い味方！
老けない体を作るために、
必要とされる理由を詳しく見ていきましょう。

老化の一番の原因は糖化と酸化

体内がサビついて老化することにより、新陳代謝がうまくいかず、若々しい肌も衰えてしまいます。これを防ぐためには油を摂取して、「糖化」と「酸化」を防ぐことが大切です。

たっぷりの炭水化物とストレスで老化は加速する!!

ごはんやパン、麺類が主食にないと物足りない方は多いでしょう。これら炭水化物に含まれる糖質という成分が、老化を早める原因になります。糖質によって、体内でインスリンというホルモンが過剰に分泌され、それが肌や体に悪影響を及ぼすからです。また、ストレスは体内に活性酸素を発生させます。活性酸素は、強烈な酸化力のある悪玉で、体内を酸化させ、老けさせてしまいます。

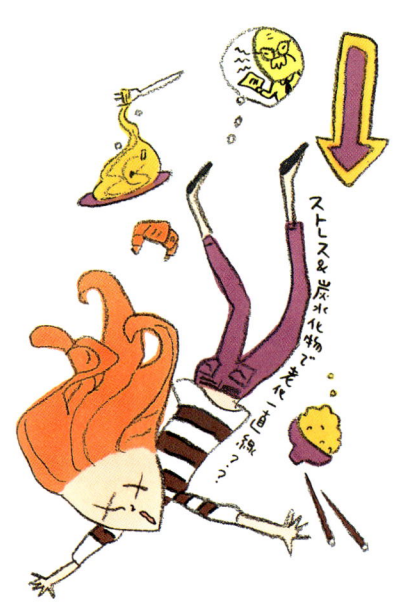

One Point *from* August

人間の体は日々、老化が進んでいきます。遅らせるためには、新しい細胞を作るために必要な栄養成分を補うこと！とくに、細胞膜の生成に必須脂肪酸は大切。油をきちんととらないと、新しい細胞を作れません。油は太るという誤解は捨て、必要な油を摂取しましょう。

シミ、シワ、たるみなどの老化は「糖化」と「酸化」

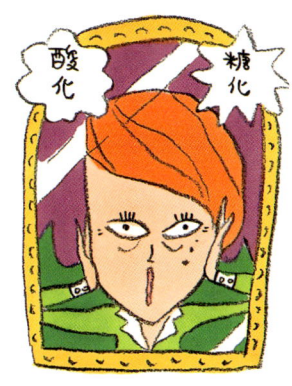

糖化が進むと、体内に「AGEs」という物質が生まれます。皮膚のハリや弾力を保つために必要なコラーゲンやエラスチンは、このAGEsによるダメージを受けやすく、肌の老化が進みます。AGEsがコラーゲン繊維に溜まってくると、肌がくすんでシミの原因にも！ また、体内が酸化していると、細胞が傷ついて弱くなり、強い細胞を作りにくくなります。若い肌をキープできず、老化が進むのです。

糖化と酸化のメカニズム

・酸化のメカニズム

生きている以上、
体内に活性酸素は発生します。しかし…

過剰なストレス　強い紫外線
排気ガス　タバコ　食品添加物、農薬　etc.

↓

活性酸素が溜まりすぎる

↓

体内の脂質を酸化

↓

細胞にダメージ

↓

弱い細胞しか作れなくなる

↓

老化が進む！

・糖化のメカニズム

糖質摂取
(ごはん、パン、スイーツetc.)

↓

たんぱく質と結合

↓

AGEs発生!!

↓

コラーゲンや
エラスチンに打撃

↓

肌のたるみや
シワ、シミができる！

糖質の代わりに油をとり入れて アンチエイジング‼

美容に気を遣う人ほど「油は太るから避けています」と言いがちですが、
実はこれは大きな間違い！　カットすべきは糖質で、
良質な油は積極的にとり入れたほうが効果的なのです。

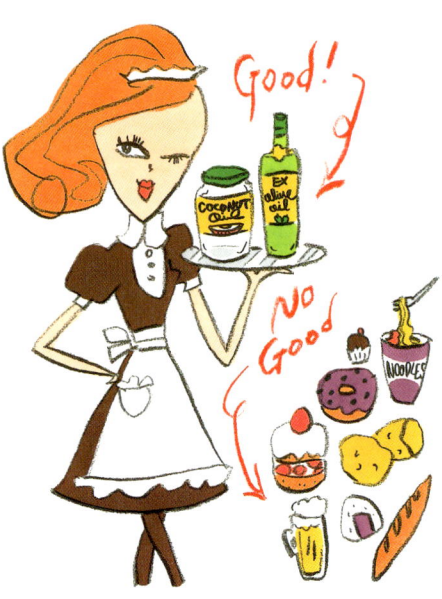

糖質は極力カットして良質の油をとり入れる

多くの方が抱いている誤解に「油は体に悪くて太りやすい」というものがあります。また、日本人の多くが、1日の摂取カロリーの半分以上を糖質からとっています。この2つのライフスタイルが、アンチエイジングの妨げになるのです！　まず、糖質をとりすぎると老化が進むほか、肥満や病気の原因になるため、糖質は極力カットしたいところです。そのうえで「よい油」を摂取すれば、体の細胞膜の生成に役立つので、肌が正常にターンオーバーされて美肌をキープできます。良質な油を食生活にとり入れましょう。

One Point *from* August

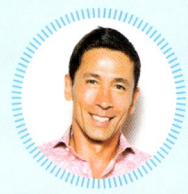

戦後の研究で、油は体に悪いという考えが浸透し、とくに「飽和脂肪酸」を含む油は肥満や心臓病を引き起こすといわれてきました。でも実は、それは間違い！　飽和脂肪酸は数種類あり、そのうちのひとつ「中鎖脂肪酸」は体によいことが近年の研究でわかってきたのです。

美を手に入れる! 油の脂肪酸

油の脂肪酸は、主に飽和脂肪酸と不飽和脂肪酸の2種類。
それぞれさらに数種類の脂肪酸を含んでいます。
中でも、美容効果が高い脂肪酸を紹介します。

オメガ6脂肪酸

不飽和脂肪酸の一種。リノール酸が代表的な脂肪酸で、ごま油やひまわり油などに含まれる。必須脂肪酸のひとつで、ヒトが体内で生成できないため、適度に摂取する必要がある。不足すると、皮膚が衰えるほか、肝臓や腎臓トラブルを引き起こすといわれている。熱を加えると酸化しやすいので加熱はしないほうがよい。

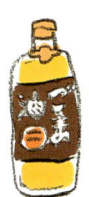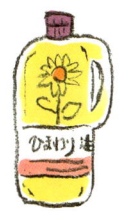

オメガ3脂肪酸

不飽和脂肪酸の一種。DHA・EPAが代表的な脂肪酸で、必須脂肪酸のひとつ。生魚(刺身)、牧草牛、地鶏の卵の黄身などに含まれる。血中の悪玉コレステロールや中性脂肪を下げるほか、コラーゲンを分泌させ、小ジワ予防にも効果的。繊細な脂肪酸なので、高温加熱はNG!

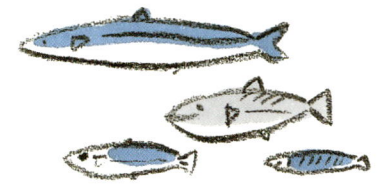

中鎖脂肪酸

飽和脂肪酸の一種(短鎖・中鎖・長鎖の3種の分子構造に分けられる)。中鎖脂肪酸はココナッツオイルやパームオイル、母乳などに含まれている。体内で分解され、すぐに吸収される性質を持つ。中鎖脂肪酸の一種ラウリン酸は、免疫力アップに効果的というデータがたくさんある。

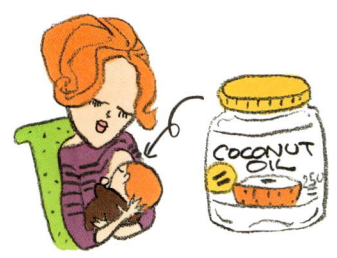

オメガ9脂肪酸

不飽和脂肪酸の一種。オレイン酸が代表的な脂肪酸で、オリーブオイル(とくにエキストラ・バージン)、アボカドオイルや紅花油などに含まれる。悪玉コレステロールを抑制するほか、肌のハリやうるおいを保つのを助け、また肝臓や腸の働きを高め、便通をよくする効果もある。熱を加えると酸化しやすいので加熱はしないほうがよい。

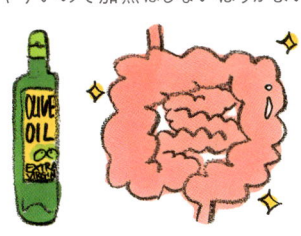

やせる油、中鎖脂肪酸って何??

近年、飽和脂肪酸の一種、中鎖脂肪酸の優れた働きが解明されてきました。それは体内に溜まりにくく、代謝を上げることでやせ体質を作るという、うれしい効果だったのです!

体脂肪として蓄積されない油

油は主に、動物性脂肪に含まれる飽和脂肪酸と、植物性油や魚油に含まれる不飽和脂肪酸の2種類に分けられます。今まで「不飽和脂肪酸は体にいいが、飽和脂肪酸は高カロリーで、しかも血中コレステロール値を上げるので体に悪い」といわれてきましたが、飽和脂肪酸にも数種類あり、そのうち「中鎖脂肪酸」はとくに健康と美容に優れた効果を発揮することがわかってきました。もともと飽和脂肪酸は酸化しにくいうえ、中鎖脂肪酸は体内で分解されるスピードが速く、素早くエネルギー代謝されるため、中性脂肪がつきにくい特徴があるのです。

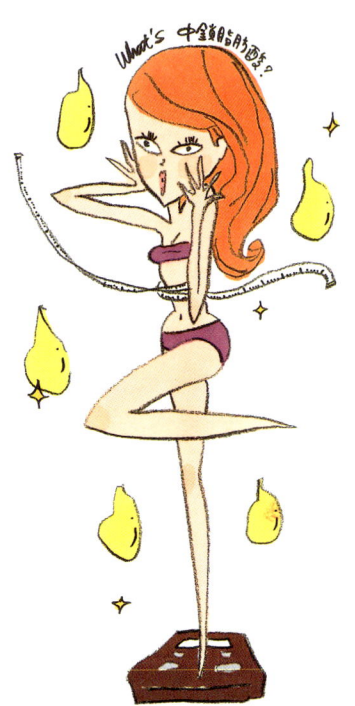

One Point *from* August

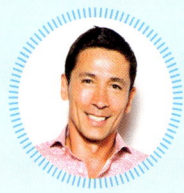

数年前から、油全体が見直され始めました。飽和脂肪酸すべてが人の体に悪いわけではなく、中鎖脂肪酸は人体にうれしい働きが多いと認められるキッカケになったのは、ココナッツオイルのおかげなんです! 最近では、予防医学の一種としてすすめるお医者さんも増えているほどです。

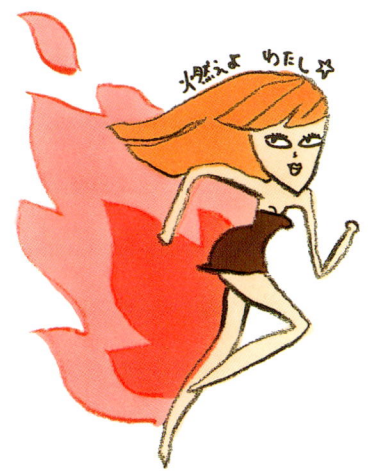

エネルギーになりやすいから すぐ消化される

飽和脂肪酸の種類は、分子を形成する鎖の長さで分かれます。中鎖脂肪酸は体内で分解されやすく、早く吸収されるため、すぐに代謝のためのエネルギーとして使われます。その早さは長鎖脂肪酸の約10倍のスピードといわれています。吸収された中鎖脂肪酸の働きによって代謝がアップして、より多くのカロリーが燃焼されます。その結果、中性脂肪がつきにくく、太りにくい油といえるのです。

中鎖脂肪酸、代謝アップのメリット

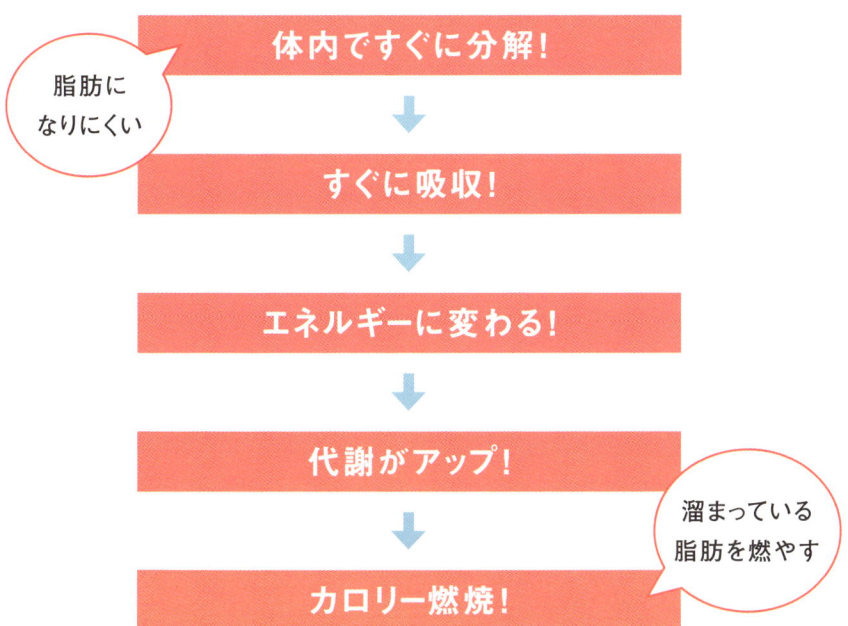

…つまり、中鎖脂肪酸は燃費のいい体を作り、
脂肪をつきにくくする効果があるため、
ダイエット効果の高い体が作れるのです!

奇跡のオイル!!
ココナッツオイルを知ろう

中鎖脂肪酸を豊富に含み、健康と美容のために
うれしい効果がいっぱいの油がココナッツオイル!
どの食品よりもラウリン酸を多く含むこのオイルが作られる過程を探りましょう。

ココナッツオイルって何?

健康と美容のために優れた働きをする中鎖脂肪酸。これを最も多く含んだ油が、ココナッツオイルです。原産地やメーカーによりさまざまな抽出方法がありますが、乾燥させたココヤシの実の果肉をプレスしてオイルをとるのが一般的。一方、天然で高品質な「バージンココナッツオイル」と呼ばれるオイルは低温圧搾した一番搾りのオイルのことを指します。なお、中鎖脂肪酸のひとつであるラウリン酸は、ココナッツオイルの成分のうち半分以上を占めますが、若い実からは多くとれません。しかし、なかには若い実を使ってオイルを作っているところもあり、それでは効果が軽減してしまいます。購入するときは成分表示をよく調べて、ラウリン酸が50%以上含まれたバージンココナッツオイルを買いましょう。

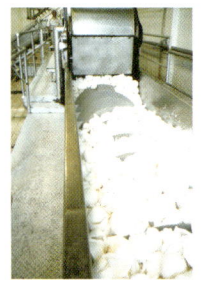

ココヤシは殻をむき、果肉をきれいに洗ってから、そのまま低温圧搾、または乾燥させてから低温圧搾する。

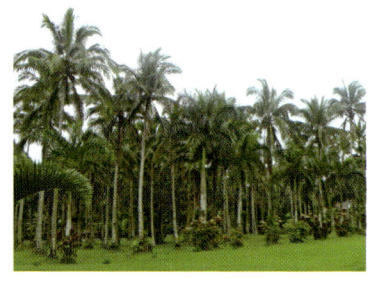

ココナッツオイルはココヤシ果実(ココナッツ)の巨大な種子内部の胚乳から搾られる天然の植物油。

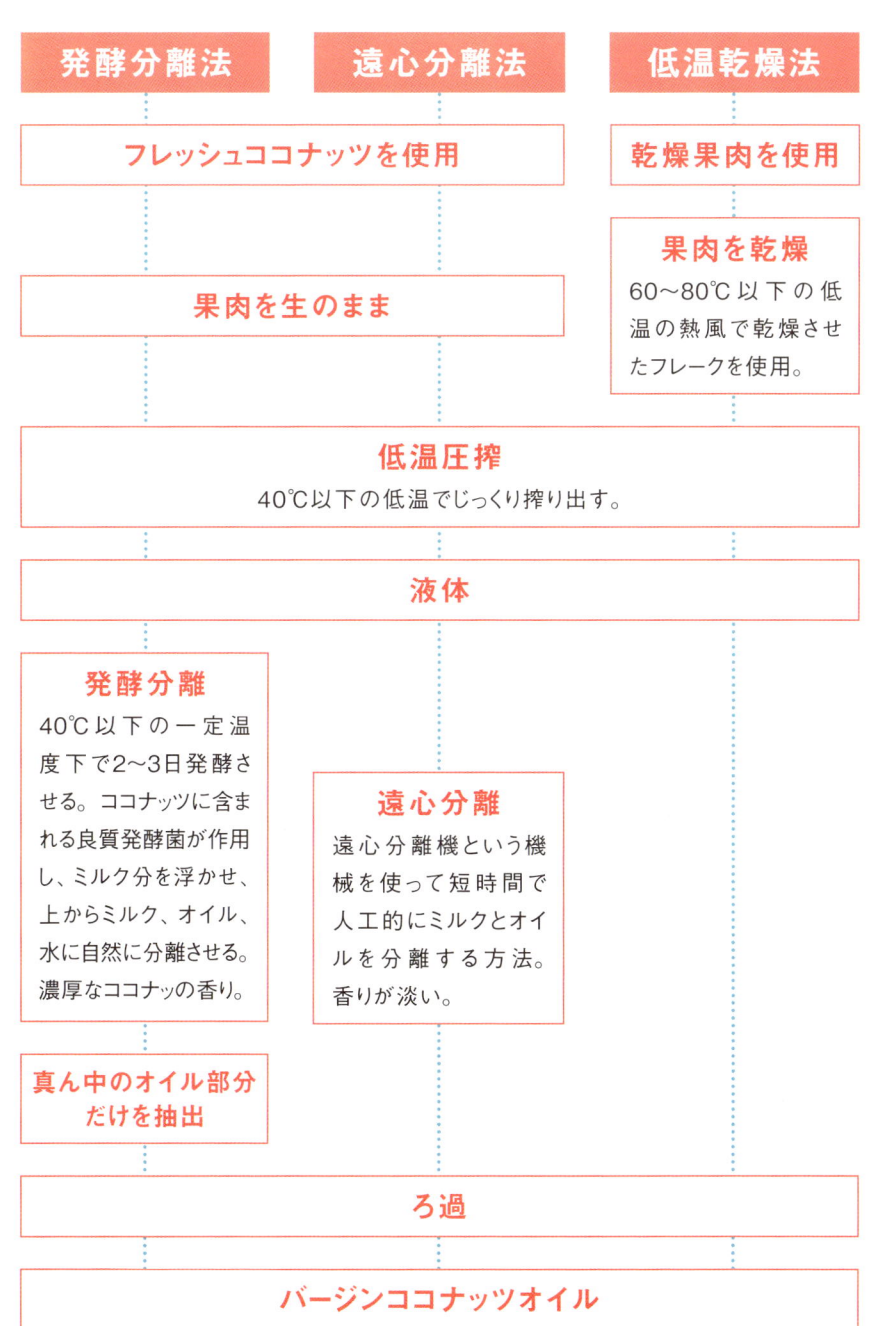

ココナッツオイルが
アンチエイジングに一番いいワケ

ココナッツオイルを摂取することは、美容と健康に効果的。
その理由は、中鎖脂肪酸のひとつ「ラウリン酸」と、
体内で作り出される「ケトン体」という物質の2つにありました！

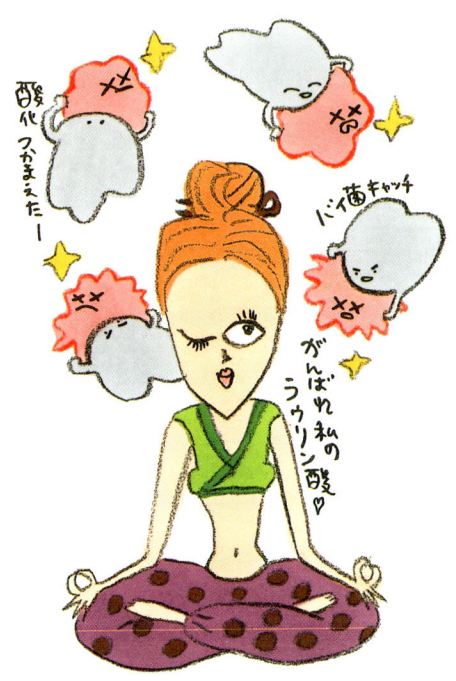

抗菌＆抗酸化効果に優れた、ラウリン酸が豊富!!

中鎖脂肪酸は3種類の脂肪酸から構成されていて、そのひとつが「ラウリン酸」です。これは母乳に含まれる成分で、まだ免疫力のない赤ちゃんを守るために強い抗菌作用を持っています。その作用によって、摂取すると免疫力が高まり、病気をしにくい強い体に！ また、優れた抗酸化力も発揮するため、体内の酸化を防ぐアンチエイジング効果も。排気ガスやストレスなど、日々の生活でとり込んだ活性酸素によって、体内がサビつくのを防ぎます。このラウリン酸を豊富に含む天然の食材は、ココナッツオイル（バージン）だけなのです！

脳にエネルギーを送り出す、ケトン体効果が高まる!!

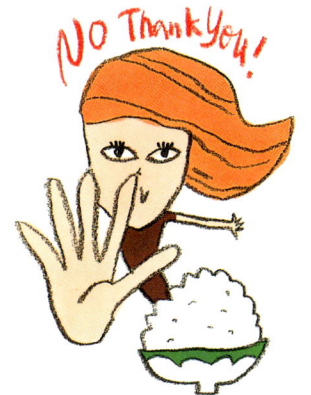

中鎖脂肪酸は、摂取すると肝臓で分解され、ケトン体という物質を作り出します。通常、脳はエネルギー源としてブドウ糖を必要としますが、ケトン体はブドウ糖と同様に脳にエネルギーを送る働きがあるため、ブドウ糖の摂取が抑えられます。そうすると、脳が炭水化物など糖質やたんぱく質を欲する指令を出さなくなる。つまり、過剰にごはんやパン、甘いものを食べたいという欲求が自然に抑えられるのです。

便秘解消、病気の予防……体にいいこと尽くし!!

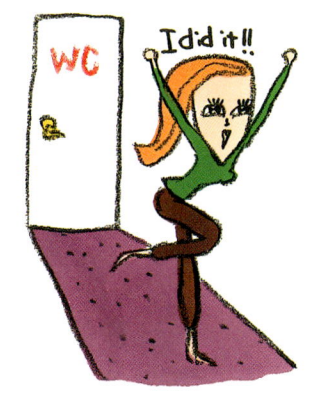

ケトン体は、脳にエネルギーを送る役割から、脳の活性化に役立つため、近年ではアルツハイマー病の改善に注目を浴びている物質です。また、ラウリン酸は免疫力を高めるため、病気の予防はもちろん、さまざまな肌トラブルも事前に防ぐ効果があります。さらに酸化に強いため、脂肪酸が腸まで届いて働きをよくし、便秘予防と解消にも効果的! ココナッツオイルを摂取することは、美容と健康にいいことなのです。

One Point *from* August

僕がココナッツオイルを摂取している一番の理由は、ラウリン酸が豊富に含まれているから。母乳に含まれているということは、人間の体に必要な成分だということです。ほかにもラウリン酸が含まれている食品はありますが、ごくわずか。ココナッツオイルの含有量が一番です!

ココナッツオイルの うれしい効果5

ココナッツオイルに含まれている成分が、私たちの健康と美容にとって、うれしい働きをしてくれます。ここからは代表的な効果を5つに分けて、解説していきましょう。

中鎖脂肪鎖の効果で太りにくい体に！ 脳の活性化＆体内のサビ防止で－10歳美人に

ココナッツオイルに含まれている中鎖脂肪酸の働きによって、アンチエイジングや健康を心がける私たちにうれしい効果がたくさんあります。中性脂肪になりにくい性質を持つうえ、代謝を上げやすいので、カロリーの燃焼スピードが速まってやせ体質に！また、ラウリン酸の抗菌作用によって免疫機能がアップし、病気になりにくいというメリットも。風邪やインフルエンザが流行しているシーズンは最適です。さらに体内で作られる物質、ケトン体によって脳が活性化されることで、アルツハイマー病予防にも効果的です。効果を5つに分けて、解説しましょう。

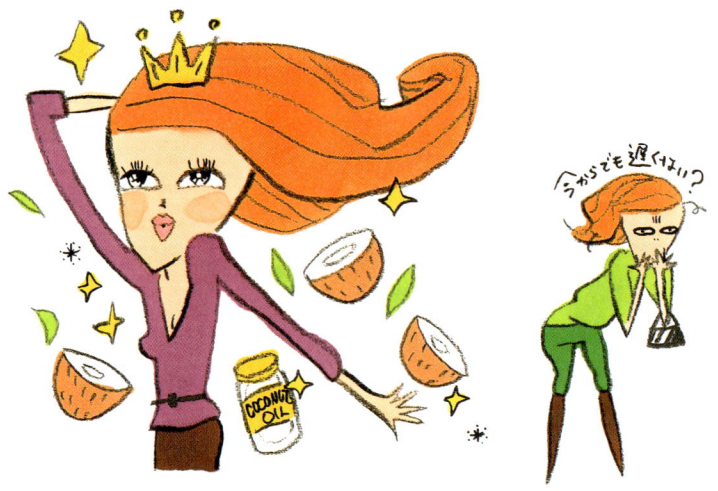

COCONUT OIL LESSON : PART1

1. 太らない!!

エネルギー代謝が速く、中性脂肪になりにくい中鎖脂肪酸!

中鎖脂肪酸は中性脂肪になりにくい性質を持っています。すぐに吸収されてエネルギーとして代謝されるので、体内に溜まりにくいのです。そのサイクルによって基礎代謝を上げることができ、すでにある体脂肪が燃焼されやすくなるため、さらに太らない体に! また、ケトン体がブドウ糖の代わりに脳にエネルギーを送ることができるので、過剰に糖分を摂取したい欲求自体が消え、やせ体質になります。

太らない理由

中鎖脂肪酸を分解&吸収

↓ ↘

基礎代謝アップ　　　**肝臓でケトン体に**

　　　　　　　　　　　　↓

　　　　　　　　　　　脳にエネルギーを送る

↙ ↘　　　　　　　　　↓

すでにある脂肪を燃やす!　**脂肪の燃えやすい体になる!**　**糖分がほしくなくなる!**

2. 老けない!!

基礎代謝が上がることで、新しい細胞を作るパワーがアップ!

中鎖脂肪酸のエネルギー代謝のサイクルにより、体の基礎代謝が上がります。新陳代謝のよい体であれば、新しい細胞を生み出す力が強まります。日々、強い細胞を作ることができれば、肌のハリやツヤもキープでき、老けるメカニズムを防ぐことが可能です。また、酸化から体を守ることも、老け防止には大切。ラウリン酸の持つ優れた抗酸化作用により、シミやシワの少ない肌へ導くことができるのです。

老けない理由

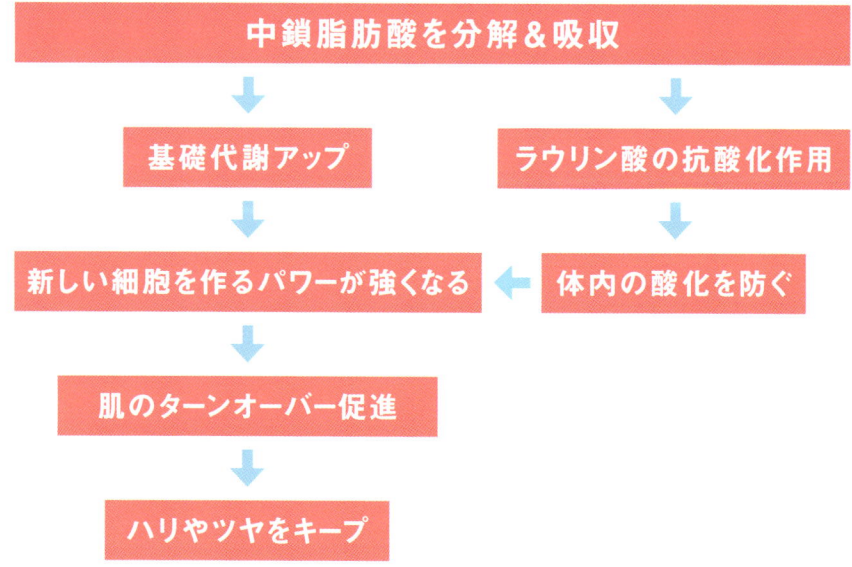

3. ボケない‼

ブドウ糖に代わって
脳にエネルギーを送るケトン体！

中鎖脂肪酸は肝臓でケトン体に変わり、ブドウ糖同様に脳のエネルギー源となり、脳を活性化させる役割があります。そのため、近年はケトン体がアルツハイマー病の予防や改善に効果的とされ、研究が進んでいます。アルツハイマー病にかかると、脳が栄養源であるブドウ糖を使えなくなり、記憶力の低下や徘徊などが引き起こされます。このブドウ糖に代わる物質として、ケトン体が注目されているのです。

ケトン体のメカニズム

中鎖脂肪酸を摂取
↓
肝臓で分解
↓
ケトン体を生成
↓
脳のエネルギー源となる！

（ケトン体があればブドウ糖の代わりのエネルギー源に！）

アルツハイマー進行の仕組み

アルツハイマー病にかかる
↓
肝臓でブドウ糖が作れない！
↓
脳のエネルギー源が不足し悪化……

4. サビない!!

ラウリン酸の殺菌作用が
活性酸素によるサビつきを防ぐ!

紫外線や排気ガスなどの生活環境や、ストレスや睡眠不足などの生活習慣により、体内は日々サビついていきます。サビの原因は、過剰な活性酸素。体内の細胞を酸化させ、老化が進んだり、疲れやすくなったりします。ラウリン酸は優れた殺菌作用を持っているので、サビが進むスピードを遅くすることができます。とくに悪玉コレステロールの一種、LDLの酸化予防に効果的です。

生活環境
紫外線 排気ガス
水道水の塩素
食品の化学薬品
etc.

生活習慣
ストレス 睡眠不足
タバコ etc.

→ **活性酵素発生** →

体内の酸化が進む

殺菌作用で抗酸化!!

中鎖脂肪酸のひとつ
ラウリン酸

COCONUT OIL LESSON : PART1

5. 病気にならない!!

赤ちゃんを守る成分・ラウリン酸の優れた免疫力が鍵!

ラウリン酸が母乳に豊富に含まれている理由は、生まれたばかりで抵抗力のない赤ちゃんを外敵から守るため。強い抗菌作用で、赤ちゃんの免疫力を高める役割があり、人間の体に大切な栄養成分なのです。このラウリン酸を大人になってから摂取するには、ココナッツオイルが一番! 免疫力を維持し、高める効果があるので、風邪をひきやすい時期や疲れているとき、とくに摂取したい成分です。

| 疲れ | 体力低下 | ストレス | 睡眠不足 | 加齢 | etc.

中鎖脂肪酸のひとつ ラウリン酸 — 免疫力を高める効果大!!

↓

免疫力が低下!

↓

- 風邪やインフルエンザにかかりやすくなる
- なかなか疲れが取れない
- 花粉症やアレルギー症状が悪化

COCONUT OIL LESSON

Part 2

ココナッツオイルを使ってみよう!

ココナッツオイルは、口から摂取する以外に、
ボディケアやヘアケア製品、
暮らしの手入れとしても親しまれてきました。
さまざまな使い方を紹介します。

ココナッツオイルは
こんなに使える!!

料理に使うことはもちろん、そのまま飲んでもよし、
肌や髪のケアに使うもよし！さらにビタミンEやポリフェノールといった
抗酸化物質が豊富に含まれており、アンチエイジングにも万能です。
その殺菌・抗菌効果を用いた珍しい使い方も含めて紹介します。

1. 料理や飲み物に

ココナッツオイルと聞くと、よく「あの独特の香りが苦手」「甘そうで食用には使いにくい」という方がいますが、そんなことはありません。香りが少ないものも多く、あってもふわっと香る程度。味も自然な甘さが少々ある程度なので、料理の味を妨げるほどではありません。さらっとしているので、そのまま飲むことができるほど。コーヒーや紅茶に入れる方法が手軽ですが、炒め物や軽い煮込み料理のとき、普段使っている油をココナッツオイルに替える手もあります。1日大さじ3杯を目安に、毎日の料理にとり入れましょう。

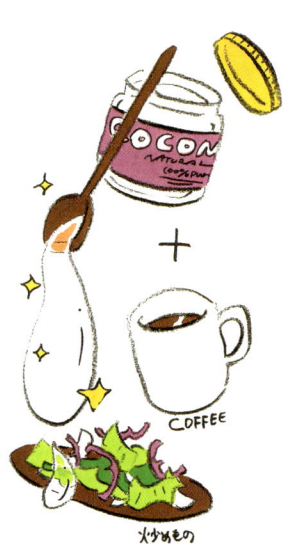

2. 肌や髪のケアに

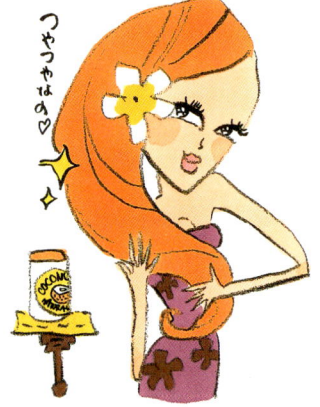

ココナッツオイルに含まれている中鎖脂肪酸は分子量が小さいので肌にもスムーズに浸透し、優れた保湿力で昔からボディケアやヘアケア製品として大人気！海外では食用として人気が高まる前から、肌や髪につける製品として親しまれていました。しっとりとやわらかい肌になるほか、髪を太く強くする効果もあります。無添加のバージンココナッツオイルを使いましょう。

3. オイルプリングや暮らしの手入れにも

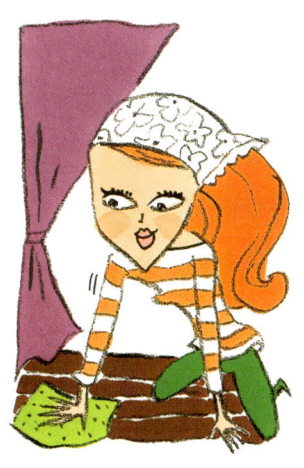

オイルプリングと呼ばれる、油でのうがいにもココナッツオイルが便利！ 殺菌作用があるので、歯周病予防にも。重曹と混ぜて自家製歯磨き粉を作ることも可能です。面白い使い方としては、その抗菌作用を活かして、拭き掃除に使うこと！ 油が染み込まない素材でできた棚や床、シンク、湯船などを拭くと、清潔さキープに役立ちます。

ココナッツオイルの上手なとり方

1日大さじ3杯が目安

免疫力アップのために1日に摂取したいラウリン酸の量から考えると、1日大さじ3杯がベスト！ 朝昼晩で1杯ずつ分けると便利です。コーヒーに入れたり、料理に振りかけたりしましょう。

調理油として使う

熱に強いココナッツオイルは、調理用としても代用できます。ただし、バージンオイルの加熱は170℃までに。炒め物や焼き物、煮込み料理（加熱時間は30分未満がベター）にも使えます。

外食時もココナッツオイルを

朝と夜は家で食べても、昼は外食の方という方は、容器に入れて持ち歩き、食事に振りかけましょう。溶けている夏場はサラダに、固まる冬場は熱いスープに入れるのがおすすめ。

朝食にとり入れるところから

中鎖脂肪酸が肝臓で分解されて生まれたケトン体が、脳にエネルギーを送り出すには約3時間かかります。活動を始める朝に摂取すると、頭がシャキッとした1日を過ごせるはず。

ココナッツオイル
こんな使い方はNG！

寒い時期は固まってしまったり、別の液体が混ざると劣化してしまったりと、
ココナッツオイルは注意点がいくつかあります。
大事に使えば長持ちするので、気をつけて使いましょう。

電子レンジはNG

寒い時期、固体化したからといって、電子レンジで温めるのはやめましょう。引火したり、やけどしたりする場合があり、危険です。

水分はNG

オイルと水が混ざると、雑菌が繁殖する恐れあり。また、一度なめたり、スープに入れたりしたスプーンを、再びオイルに入れるのは避けて。

揚げ物はNG

バージンオイルは酸化しにくいオイルですが、加熱しすぎはNG。170℃以下で使用を。少しの油を低温で使用する、揚げ焼きならOK。

オイルプリングを洗面台へ流すのはNG

オイルプリングで使用したオイルは、洗面台に吐き出さないこと。ティッシュや袋に吐き出してゴミとして捨てるほうが、環境に優しいです。

排水口に流すのはNG

オイルを排水口にそのまま流すと、こびりついてぬるぬるすることがあります。キッチンペーパーなどで拭いてから捨てること。

熱湯で湯せんするのはNG

冬場は湯せんが便利ですが、熱湯にいきなり瓶をつけると割れる恐れがあります。40〜50℃のぬるめのお湯で溶かしましょう。

これはOK！

常温保存OK

夏場でもオイルは冷蔵庫に入れず、常温で保存できます。暑い日でも、室温程度の温度ならば酸化しにくいので、ご安心を。

白い粒々OK

白い粒が液体オイルに浮き出ているときは、オイルが溶けたり、固まったりしている途中段階ということ。問題なく使えます。

2年間常温OK

ココナッツオイルは常温に置いたままで、製造から2年程度が賞味期限です。開封済みの場合は、1年以内に使い切るのがベター。

ココナッツオイル
温度による形状の変化

オイルを置いた場所の温度が25℃以下になると、
ココナッツオイルは液体から半固化→固体へと変化していきます。
溶かし方を覚えて、1年中ココナッツオイルを楽しみましょう。

25℃以上

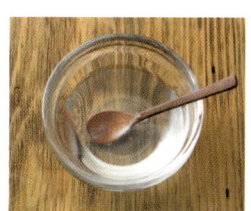

液体

夏場など、置いてある場所が25℃以上の場合は、オイルは無色透明の液体です。ほかのオイル以上に、さらさらと軽いテクスチャーです。

使い方

調理に使ったり、料理にかけたりするほか、スプレー容器に入れて、肌にかけて乾燥対策も。

20〜25℃

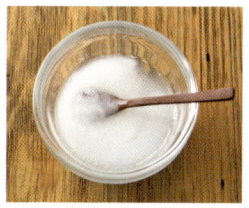

半固化

置いた場所が25℃になるのを境に、オイルは少しずつ固まって、白濁したクリーム状になります。やわらかく、とろっとした舌触りです。

使い方

口の中で溶ける食感を楽しむために、そのまま食べてもおいしい。ホットコーヒーに混ぜても。

20℃以下

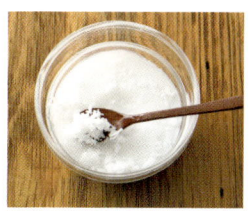

固体

置いた場所が20℃以下になると、オイルはカチカチの固体になります。スプーンで削りながら取るか、湯せんして溶かしましょう。

使い方

寒い時期はエキストラ・バージン・オリーブオイルと混ぜると、固まらずに使用できる。

ココナッツオイルを使ってみましょう

ココナッツオイルを毎日とり入れるためには、まず手軽な使い方を覚えましょう！
よく合う飲み物にプラスしたり、調理用の油に使用したりと、
さまざまな使い方があります。

1. コーヒーや紅茶にプラスする

コーヒーや紅茶を飲む人にとって、最も毎日継続しやすいのがこの方法！ココナッツオイルの自然な甘さがよく溶け合い、優しい香りがふわりと立ちよります。ただし、アンチエイジングのためには、カフェインのとりすぎは要注意！

カフェインによって分泌が促されるコルチゾールという成分は、成長ホルモンの分泌を抑えてしまうそう。成長ホルモンの分泌が活発になる時間帯から逆算すると、午後3時以降はカフェインの摂取を控えたほうがベター。

コーヒーに

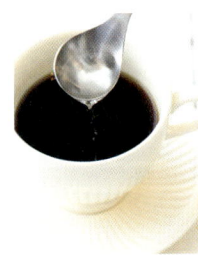

ブラックコーヒーに少し加えると、ほんのり甘い香りが引き立つ

紅茶に

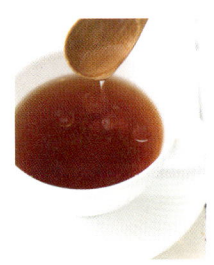

癖のないダージリンや、甘みの少ないアールグレイに加えて

ルイボスティーに

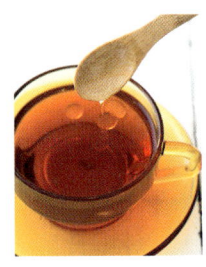

やや癖があって苦手でも、ココナッツオイルを加えると飲みやすい

ハーブティーに

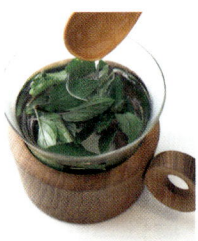

酸味や苦みが強いハーブティーに加えると、ぐっと飲みやすくなる

2. スムージーにプラスする

ココナッツオイルに含まれる中鎖脂肪酸は、摂取してから3時間後に分解のピークがやってきます。そのため、作り出されたケトン体が脳にエネルギーを補給するためには、朝のうちに摂取し、昼前にはエネルギーをチャージしたいところ。そこで、効率よくココナッツオイルを摂取するのに便利なのが、流行のスムージー。抗酸化力の高い食材とオイルを合わせて飲めば一石二鳥！ オイルが固体化している時期でも、溶かさずに混ぜられて便利です。

RECOMMENDED RECIPES

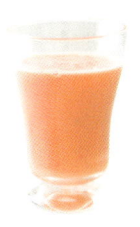

トマト＋グレープフルーツ＋ココナッツオイル

材料（1人分） トマト（小）**1個**、グレープフルーツ **½個**、ココナッツオイル **大さじ½**

作り方 ミキサーにヘタをとって切ったトマト、房とりしたグレープフルーツ、ココナッツオイルを入れ、撹拌する。

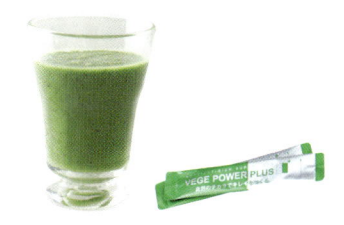

水菜＋キウイフルーツ＋ココナッツオイル

材料（1人分） 水菜 **1株**またはベジタブルパウダー（ベジパワープラス1包）、キウイフルーツ **1個**、水 **50mℓ**、ココナッツオイル **大さじ½**

作り方 ミキサーに根元を切ってざく切りにした水菜、皮をむいて乱切りにしたキウイフルーツ、ココナッツオイル、水を入れ、撹拌する。
＊ベジパワープラス／アビオス（P96）

One Point from August

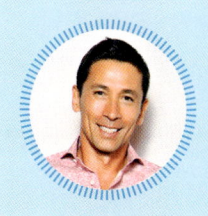

僕のおすすめは、生卵＋緑の濃い葉野菜＋パイナップル＋ココナッツオイルのスムージー。カクテルのピニャコラーダに似た味で、午後のおやつに飲んでいます。果物は果糖の少ないものを選び、キウイフルーツで代用してもおいしい！ 果物、野菜の量はお好みで調整を。

3. 調味料にプラスする

料理にかける調味料にココナッツオイルを加えるのも、とり入れやすい方法です。とくに少し辛さや酸味の強いアジアンフードのタレに、優しい甘さのあるオイルはピッタリ！ 味にコクが加わって、深みのある味わいになります。味噌やケチャップのように、もともと甘みがある素材に加えるときは、量を調整しましょう。なお、少量のソースしかかけない場合、オイルを足しすぎるとさらさらと流れてしまうので、加える量には気をつけましょう。

RECOMMENDED RECIPES

ケチャップ＋ソース＋ココナッツオイル
コロッケやカツなど、揚げ物のソースに最適！ オムレツにもよく合う

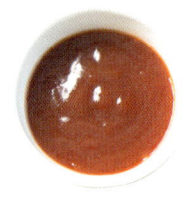

ナンプラー＋ココナッツオイル
タイ料理の調味料。うまみが強く、オイルを混ぜるとさらにコクが出る

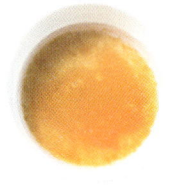

辞麺醤（てんめんじゃん）＋ココナッツオイル
北京ダックなどに使われる甘味噌・辞麺醤の甘さをオイルが引き立てる

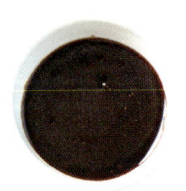

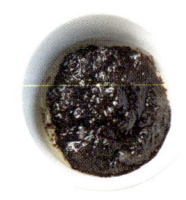

八丁味噌＋ココナッツオイル
濃厚な味わいで、オイルを合わせるとまろやかに。味噌カツに最適

コチュジャン＋すりごま＋黒酢＋ココナッツオイル
甘辛い韓国料理の調味料で、黒酢の酸味とオイルの甘さがよく合う

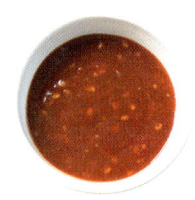

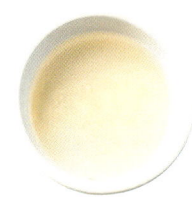

リンゴ酢＋ココナッツオイル
まろやかな味のリンゴ酢とオイルを混ぜ、ドレッシングにしても！

4. 炒め油などの加熱調理の油に

普段の調理で使用している油を、ココナッツオイルに替えてみましょう！ 炒め物や軽い煮込み料理に便利なほか、油少なめで調理したあとにオイルをかけるのもおすすめです。ただし、バージンオイルの場合は加熱しすぎると酸化するため、170℃以上に熱さないように注意。高温での揚げ物や煮物、30分以上の煮込み料理には使わないようにしましょう。フライパンに少量の油をひき、低温でじっくりと揚げる「揚げ焼き」ならばOKです。

RECOMMENDED RECIPES

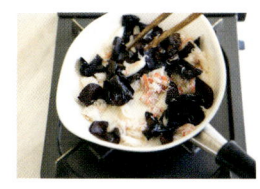

炒める
炒め物に使うと、さらっとした仕上がりに。よくのびるので少量でOK

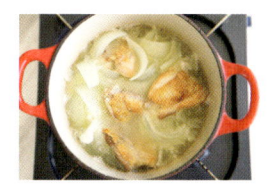

煮込み料理
弱火で30分未満の煮込み料理に使用できる。カレーなどによく合う

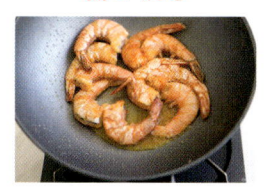

揚げ焼き
フライパンの底から2〜3cm程度オイルを入れ、弱火〜中火でゆっくりと揚げて

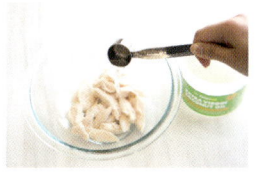

蒸してあえる
蒸した野菜や肉、魚に、塩・こしょう、オイルをあえるだけでも美味

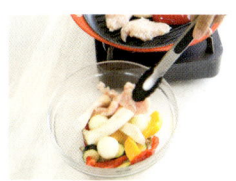

まぶしてグリル
さっぱりした魚や肉にまぶしてグリルパンで焼いて、ジューシーな仕上がりに

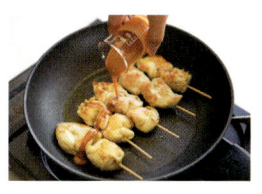

焼いてかける
サティなどのソースに加えて、焼いたあとに風味づけをしても

COCONUT OIL LESSON

Part 3

肌・髪ケアに効く手作りコスメレシピ

ココナッツオイルは食べるだけではありません！
保湿力が優れているので、肌や髪のケアにも効果的。
自然素材で無添加の手作りコスメを作ってみませんか？

COCONUT OIL RECIPE

Cosmetic

高い浸透力と保湿力のあるココナッツオイルは、食べるだけではなく、肌や髪のケアにも使えます。材料をそろえてしまえば、簡単にコスメを作れるので、料理以外にもたくさん活用してみましょう。

1. バスボム

手作りだから好きな色、好きな形のバスボムが作れて、楽しいバスタイムに。お風呂上がりの肌はとってもしっとりです。

＊ 使用前にココナッツオイルが肌に合うかパッチテストをして確認しましょう。ココナッツオイルを二の腕の内側などの皮膚のやわらかい箇所につけ、24時間様子をみる。かぶれや腫れ、赤み、かゆみがないかを確認し、問題がなければフェイスラインにつけて、再度24時間様子をみる。

COCONUT OIL RECIPE : COSMETIC

材料（約2〜3個分）

重曹	52g
クエン酸	38g
片栗粉（またはコーンスターチ）	21g
バージンココナッツオイル	5g
精油	適量
着色用食材（パプリカ色素、ターメリック、ココア、コーヒー、抹茶など）	適量
精製水	少量

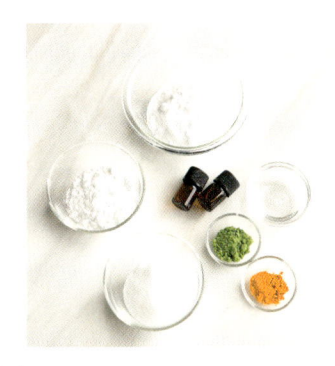

＊ ココナッツオイルが固まっている場合は、湯せんで溶かしておく
＊ 柑橘系の精油を選ぶ場合は、日に当たっても皮膚に負担のかからないベルガプテンフリーのものを使用
＊ ココア、抹茶は糖分が入っていないものを使用

作り方

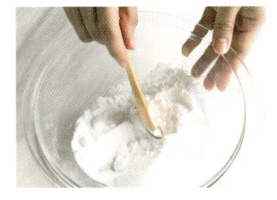

1. 深めのボウルに重曹、クエン酸、片栗粉を入れ、よく混ぜる。

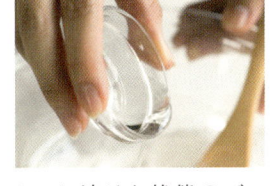

2. 1に溶けた状態のバージンココナッツオイルを加えてさらに混ぜる。

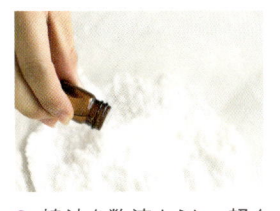

3. 精油を数滴たらし、軽く混ぜる。まとまりづらい場合は精製水を霧吹きで吹きかけ湿らせる。

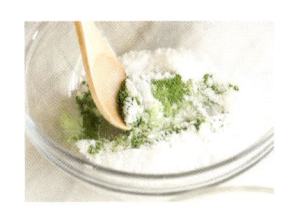

4. お好みの着色用食材を入れ、混ぜる。

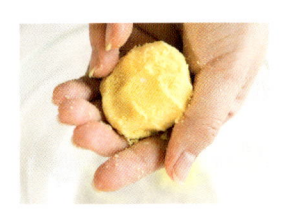

5. 4の1/3量分を手にとって、空気を押し出すようにだんご状にし、一晩置いて固める。

使い方

お湯を入れたバスタブにバスボムを1つ入れて入浴する。バスボム使用後のお湯は、洗濯には使用できません。

point

固まりにくいと感じたらココナッツオイルを追加しましょう。多く入れすぎると浴槽がベタベタし、すべりやすくなるので最大15gを目安に。硬めの製氷皿などで型押しするようにして作ることもできます。

2. リップクリーム＆保湿クリーム

保湿力の高いバージンココナッツオイル。蜜蝋の分量を変えるだけで、リップクリームとしても保湿クリームとしても使えます。
ケースに入れれば持ち運びもできるので便利。

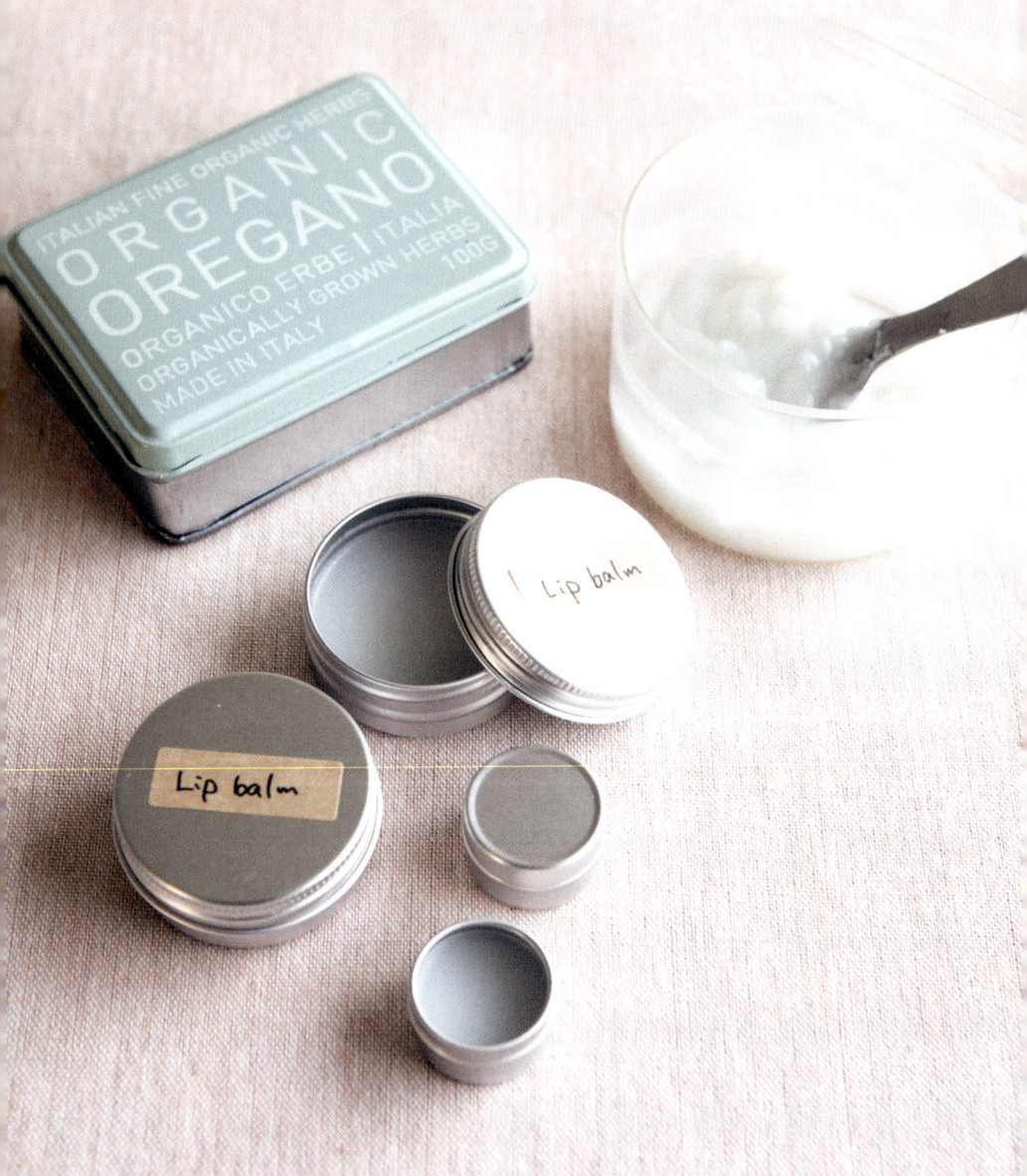

材料

リップクリーム
バージンココナッツオイル ………… 20g
蜜蝋 ……………………………… 5g

保湿クリーム（作りやすい分量）
バージンココナッツオイル ………… 50g
蜜蝋 ……………………………… 5g

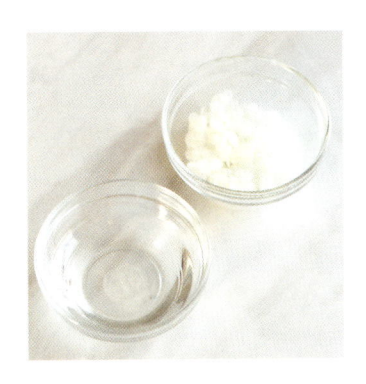

作り方

＊リップクリームと保湿クリームは材料の割合を変えるだけで、作り方は同じです。

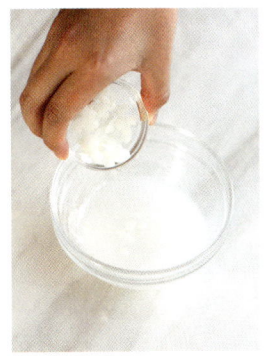

1. バージンココナッツオイルは溶けたものを用意してボウルに入れ、蜜蝋を加える。

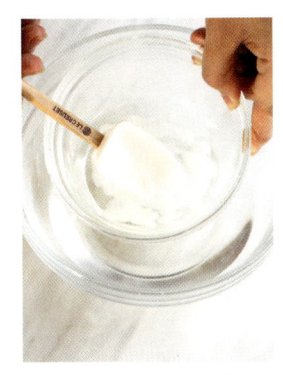

2. 1を湯せんでゆっくりと溶かす。

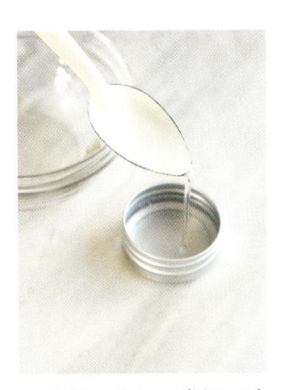

3. 容器に入れて常温で冷まし、固める。

使い方

乾燥が気になったときや、お風呂上がりなど、唇や体に適量をとり、塗る。

point

虫除けの効果があるシトロネラやリラックス効果があるラベンダーなどの精油を加えて、オリジナルのクリームを作っても◎。リップスティック容器に入れて保管する場合は、固まると真ん中がへこんでしまうことがあるので、2度に分けて注ぐとよいでしょう。2度目は表面の張力があるので、ぷくっと膨らむまで入れてください。

3. 歯磨き粉

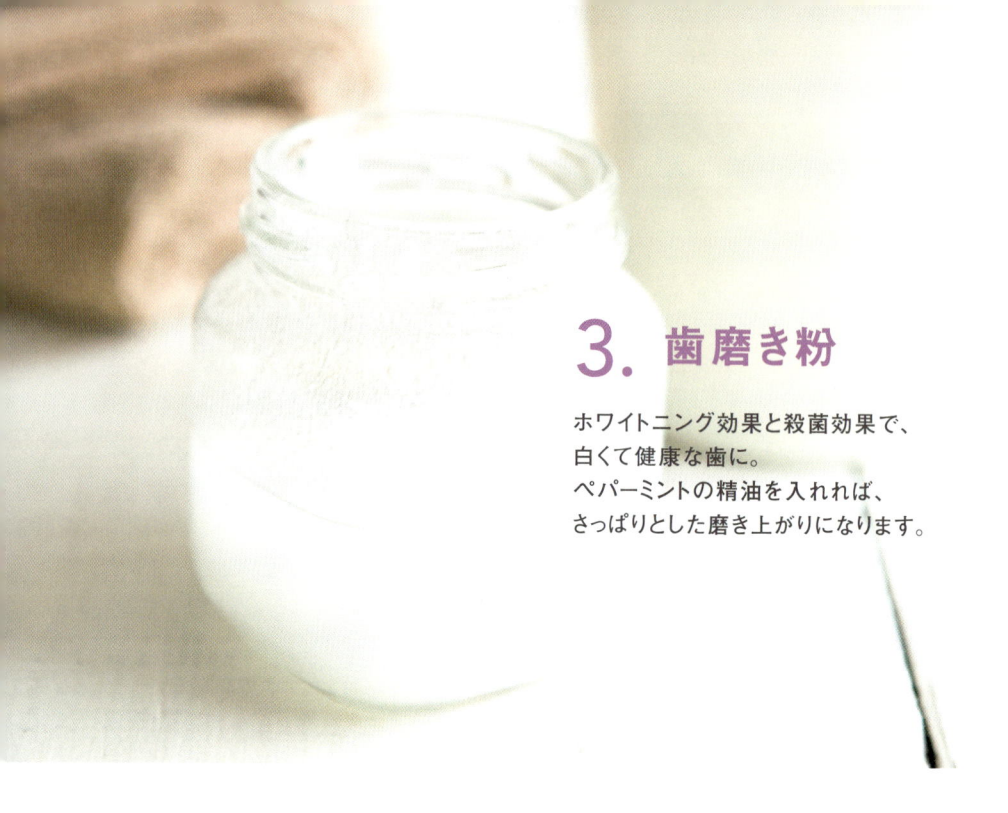

ホワイトニング効果と殺菌効果で、白くて健康な歯に。
ペパーミントの精油を入れれば、さっぱりとした磨き上がりになります。

材料（作りやすい分量）

バージンココナッツオイル …… **大さじ1**
重曹（食用）………………… **大さじ2**
オーガニック精油（ペパーミント）… **2〜3滴**
＊ 精油は、スペアミント、ティーツリーでも可。

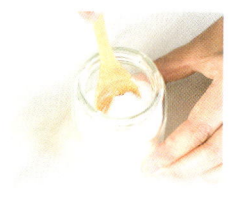

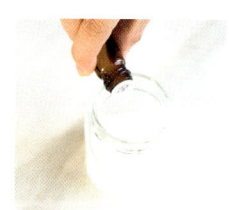

作り方

1. バージンココナッツオイルは溶けたものを用意して小さいガラスジャー（蓋付き）に入れ、重曹を加えてよく混ぜる。

2. 1に精油を加えてスプーンで混ぜる。

＊ 使用する重曹や季節により、硬さが異なります。軟らかすぎる場合は重曹の量を増やして、調節して下さい。

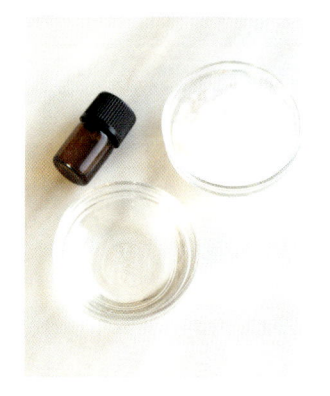

使い方

適量を歯ブラシにとって、歯を磨く。歯磨き粉は蓋をして、常温で保存しましょう。

4. ヘアパック

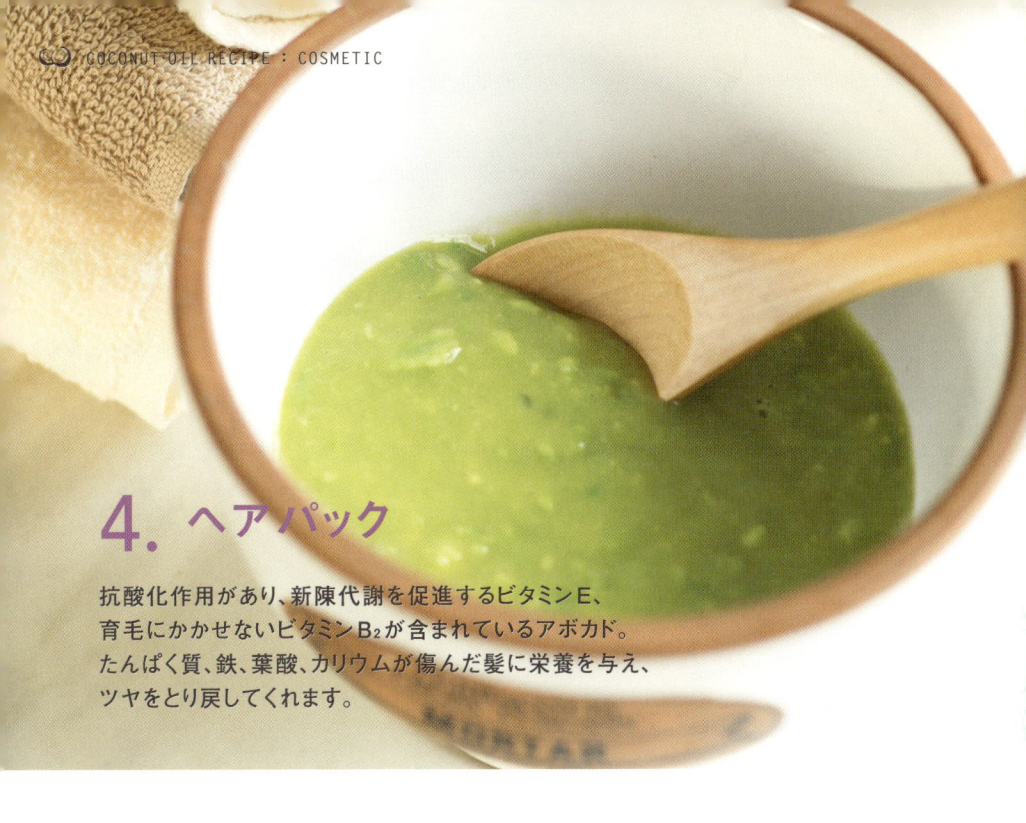

抗酸化作用があり、新陳代謝を促進するビタミンE、育毛にかかせないビタミンB_2が含まれているアボカド。たんぱく質、鉄、葉酸、カリウムが傷んだ髪に栄養を与え、ツヤをとり戻してくれます。

材料（作りやすい分量）

- アボカド(種と皮をとる)……… ½個
- バージンココナッツオイル … 小さじ1
- オリーブオイル …………… 小さじ1
- A
  - 卵黄………………………… 1個
  - ハチミツ ………………… 小さじ1
  - 水 …………………………… 30mℓ

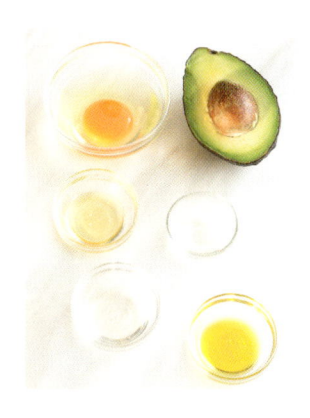

作り方

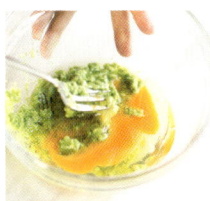

1. ボウルに一口大に切ったアボカドを入れ、フォークでよくつぶしてペースト状にし、溶けた状態のバージンココナッツオイル、オリーブオイル、Aを入れる。
2. 1をクリーム状になるまで混ぜ合わせる。

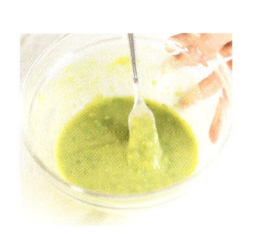

使い方

乾いたままの髪に塗り、頭皮にもすり込み、ラップで巻きます。蒸しタオルで包んで20分置いてからぬるま湯で洗い流し、シャンプー、コンディショナーをしてください。

5. ボディオイル

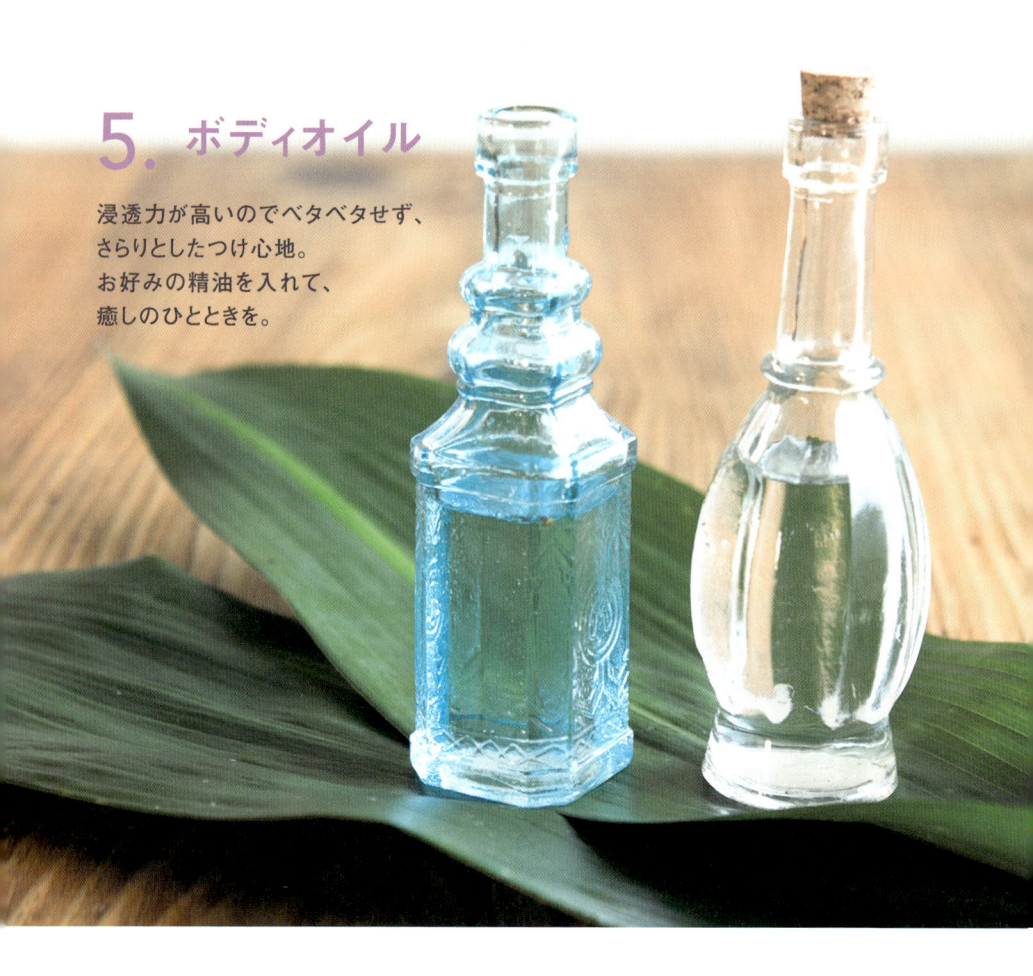

浸透力が高いのでベタベタせず、さらりとしたつけ心地。
お好みの精油を入れて、癒しのひとときを。

材料（作りやすい分量）

バージンココナッツオイル … 30mℓ
精油（オレンジなど） ………… 6滴

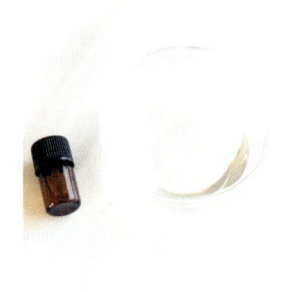

作り方

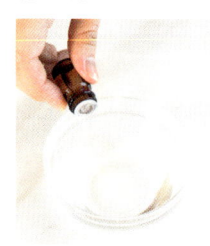

1. バージンココナッツオイルは溶けたものを用意してボウルに入れ、精油を加えてよく混ぜる。

使い方

お風呂のあとに、全身にボディオイルを塗るのが効果的。量をつけすぎるとベタベタするので、少量をのばして使うのがポイント。かかとの角質ケアにもおすすめです。

COCONUT OIL RECIPE : COSMETIC

6. 美白パック

ココナッツオイルがブースターとなり、
ハチミツに含まれている
ビタミン、ミネラル、アミノ酸などの
成分がしっかり浸透。
混ぜるだけの簡単パックです。

材料（作りやすい分量）

バージンココナッツオイル‥‥ **大さじ1**
ハチミツ‥‥‥‥‥‥‥‥‥ **大さじ1**

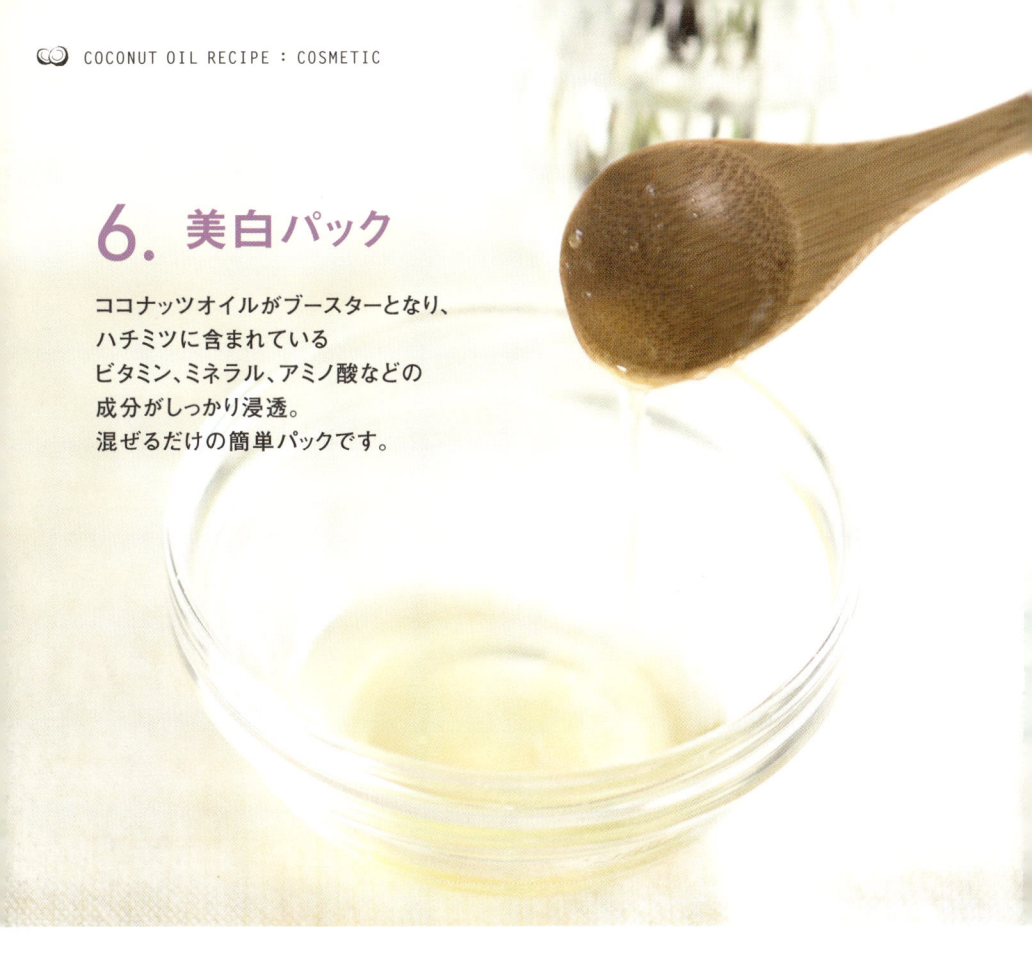

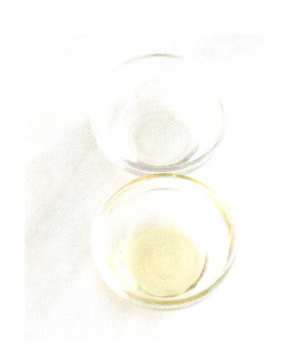

作り方

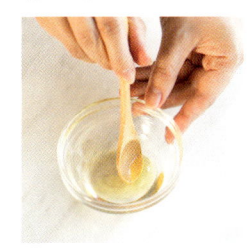

1. バージンココナッツオイルは溶けたものを用意してボウルに入れ、ハチミツを加えてよく混ぜ合わせる。

使い方

顔に塗り、10〜15分ほど置き、ぬるま湯で洗い流します。細菌などの繁殖予防を防ぐため、まとめて作らずに1回分ずつ作ること。使用前にはパッチテストを忘れずに。

まだまだ使える！
ココナッツオイル

ほかにも日常生活にココナッツオイルをとり入れる方法はいっぱい！
基本的に、すべてバージンのオイルを使用し、
その殺菌作用を上手に活用しましょう。

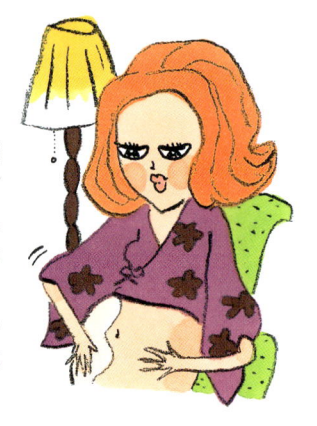

1.
オイルプリングに

アーユルヴェーダの療法のひとつが、オイルで口をうがいするオイルプリングです。大さじ1を口に含み、15分ほど口の中でオイルを転がしながら、すすぎます。オイルは飲み込まず、吐き出すこと。

2.
妊娠線予防に

妊婦さんが気になる妊娠線。急激におなかの皮が伸びることで、皮膚に亀裂ができてしまいます。ココナッツオイルは肌を強く、やわらかくする効果があるので、予防に最適。少量を毎日肌にすり込んで。

3.
シャンプー・コンディショナーに混ぜる

ココナッツオイルを髪につけると、乾燥から髪を守り、枝毛や切れ毛を防いで、髪を強くする効果があります。シャンプーやコンディショナーが少なくなってきたタイミングで、少量加えて混ぜてみて。

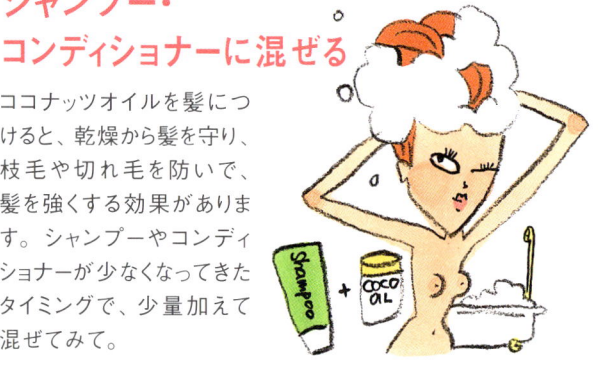

4.
おむつかぶれに

母乳に含まれるラウリン酸が豊富で、赤ちゃんも安心して摂取できるもの。アトピーでも使用している方が多く、肌が敏感な赤ちゃんにも使用できます。かぶれやすいおしりにも塗ってあげましょう。

6.
シェービングのあとに

ヒゲを剃ったあとの皮膚は敏感になっています。カミソリで剃ったあと、ココナッツオイルをすり込むと、肌荒れの防止に効果的。女性も、無駄毛を処理したあとにすり込むとよいでしょう。

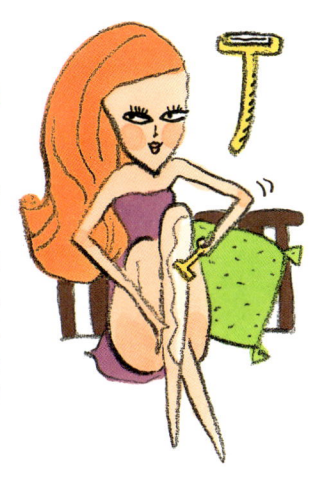

5.
膀胱炎の予防に

女性がかかりやすい病気のひとつ、膀胱炎は細菌が膀胱に入り込むことが原因で起こります。細菌が尿道から進入するのを防ぐために、殺菌作用のあるココナッツオイルを膣や肛門のあたりに優しく塗りましょう。

8.
のどスプレー、うがい薬に

強い殺菌効果から、オーラルケアのアイテムとして使われることの多いココナッツオイル。風邪が流行っている時期は、スプレーボトルに入れてのどに吹きかけたり、うがい薬の代わりにしても。

7.
ベビーマッサージに

オイルのなかでも、とくにアレルギー症状が出る確率が低いココナッツオイル。抵抗力の弱い赤ちゃんに、清潔な環境でおこなうベビーマッサージ用のオイルとしても使うことができます。

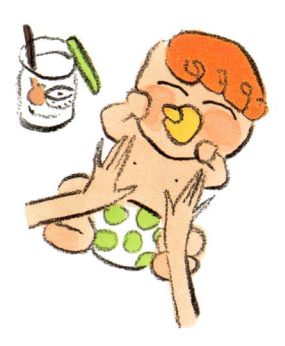

＊使用前はパッチテストを行いましょう。

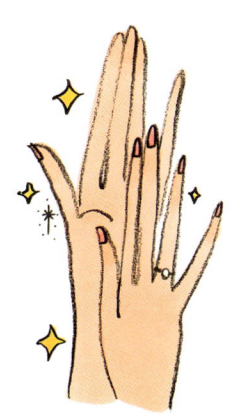

10.
ネイルケアに

乾燥している季節や水仕事の多いときなど、爪の根元あたりにささくれができます。悪化すると雑菌が入ることもあるので、できたときはすぐオイルを。もちろん日々塗って、予防にも努めましょう。

9.
乾燥、あかぎれに

ココナッツオイルを肌に塗って驚くのは、すぐに肌に吸収されるのでベタつかず、それでいて保湿効果も高いこと。乾燥しやすい時期、あかぎれやかゆみ、ひび割れなどを防ぐために塗りましょう。

COCONUT OIL LESSON

Part 4

オーガスト流
アンチエイジングの食事法＆ココナッツオイルのおいしいレシピ

体にも美容にもいいココナッツオイル。
効果を高めるためには、アンチエイジングに
こだわった食事法と組み合わせるのがベスト！
オーガスト流の食事法をレシピとともに紹介します。

10歳若返る
オーガスト流食事法

ココナッツオイルが体にいいことがわかったら、
組み合わせる食生活にも気をつけたいもの。「オーガスト流食事法」を学んで、
アンチエイジングに効果的な食品と合わせて食べるようにしましょう！

美しくなる
オーガスト流食事法の
とり入れ方

健康のため、アンチエイジングのために、食生活にとても気をつけているオーガストさん。今から10年以上前、老けない＆太らない体を作る「オーガスト流の食事法」を生み出しました。食べ方はとてもシンプル。生の緑の濃い葉野菜にオリーブオイルかごま油をたっぷりかけて食べ、そこに肉や魚、卵などのたんぱく質を合わせるもの。糖質はできるだけ控えて、サビない体を作ります。このオーガスト流食事法にココナッツオイルを組み合わせると、さらに活性酸素によるダメージを減らし、免疫力を上げることができるそう！　実年齢よりも10歳以上若く見えるオーガストさんの食生活をのぞいてみましょう。

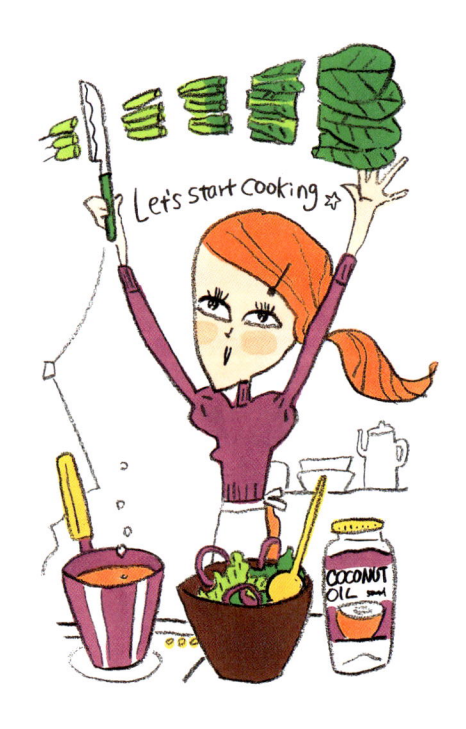

オーガスト流食事法　おすすめ食材

緑の濃い葉野菜をたっぷりとること！　卵は必須アミノ酸のバランスが完璧で、日に2〜3個食べてもよい。肉はできれば品質を見極め、ラム肉や地鶏の鶏肉か牧草牛などを。魚は刺身など生魚がベストだが、マグロは海の環境破壊による水銀汚染が心配されるので避けたい。果物は糖質の少ないものを。抗酸化物質の多い赤ワインは、1日に2〜3杯ならOK。

- 卵
- ラム肉
- 鶏肉（地鶏）
- 牛肉（牧草牛）
- 魚（白身や青魚）
- アボカド
- 緑の濃い葉野菜（ベビーリーフ、クレソン、水菜、ルッコラなど）
- パプリカ
- アサイー
- ブロッコリー
- グレープフルーツ
- キウイフルーツ
- ハーブ類（パセリ、ローズマリーなど）
- ナッツ類
- スパイス（クローブ、ナツメグ、ターメリックなど）
- 赤ワイン
- オリーブオイル

オーガスト流食事法　避けたほうがよい食材

炭水化物や甘いものなど、糖質の多いものはできるだけ避ける。炭水化物を食べるときはこぶし1個分の量まで、甘いものは週に1回など、ルールを作るとよい。糖質と結びつくと中性脂肪を増やすカフェイン、酸性食品である炭酸水、糖分たっぷりのビールやフルーツジュースなど、飲み物にも注意！　また、油のなかでもマーガリンやショートニングなどにも含まれるトランス脂肪酸は、細胞を破壊し組織や臓器に影響を及ぼすので避けること。

ごはん	日本酒	フルーツジュース	クッキー	マーガリン
パン	コーヒー	炭酸水	バナナ	マヨネーズ
麺	紅茶	チョコレート	マンゴー	
ビール	野菜ジュース	ケーキ	ぶどう	

美のオーガストプレート

大きなプレートに盛りつける分量で覚えれば、オーガスト流の食事法はとってもシンプル！「オーガスト流食事法」＋「ココナッツオイル」で－10歳美人になりましょう。

お皿の1/2以上は緑の葉野菜

大きなお皿の半分以上に、生野菜を盛りつけます（握りこぶし2個分程度）。生野菜は毎食いただくこと。ココナッツオイルまたはエキストラ・バージン・オリーブオイルを振りかけ、天然塩やレモンで味つけします。生野菜は、緑の濃い葉野菜が抗酸化力抜群！　ただし、ほうれん草だけは酸性が強いものが多い（自然農法ならOK）ので注意。

肉・魚・卵などのたんぱく質は 100〜150gくらい

1回あたり、肉なら100g、魚なら200gが目安です。オーガストさんは朝に卵を食べ、昼は肉か魚をチョイスすることが多く、肉はラム、魚はいわしがベストだそう。肉や魚を調理するときにココナッツオイルを使用するのもおすすめ！ ただし、夜は刺身やカルパッチョなど、生魚を食べると消化吸収がスムーズで、胃に負担をかけずに済みます。

穀類は 握りこぶし1個分

ごはんやパン、パスタなど、炭水化物を含んだ穀類は糖質が多く、避けたほうがよい食品ですが、1回の食事につき握りこぶし1個分なら、血糖値を急上昇させないギリギリの量。野菜に含まれる食物繊維が糖質の吸収を抑えるので、炭水化物を最初に食べず、野菜から食べるとよいでしょう。また、夜に食べるのは避けたいところです。

基本を守って、いろいろアレンジして

緑の野菜＋たんぱく質を基本とし、炭水化物は握りこぶし1個分まで。基本さえ守れば、ココナッツオイルの使い方は自由自在。オイルをかけた生魚のカルパッチョにしたり、調理油として使ってお肉を煮たり焼いたり、サラダに振りかけて使ったり……アレンジしてみて。

「オーガスト流食事法」＋「ココナッツオイル」
朝・昼・夜で−10歳美人

「オーガスト流食事法」に、「ココナッツオイル」を組み合わせた、
アンチエイジングの最強メソッドを紹介！
毎日の努力次第で、若々しい美を手に入れられるのです。

オーガスト流食事法と
ココナッツオイルが合う理由

ココナッツオイルに含まれる中鎖脂肪酸からケトン体を多く生成するには、まず体内のブドウ糖を減らすことが必要です。そのためには、糖質を抑えた食事法が必須！　オーガスト流食事法は糖質の摂取を抑えるため、ケトン体を活発に働かせるのに有効です。ココナッツオイルが持つ力を引き出すには、この食事法がピッタリなのです。

調理油として利用して
毎日大さじ3程度をとり入れる

1日に摂取するとよいココナッツオイルの量は、大さじ3程度。調理するときの油をすべて、ココナッツオイルにかえると便利です。サラダのドレッシングにしたり、カルパッチョのソースにしたり……使いみちはさまざま！　とくに緑の葉野菜には優しいオイルの風味がよく合うので、まずは毎食ココナッツオイルドレッシングのサラダを食べる習慣を。

One Point from August

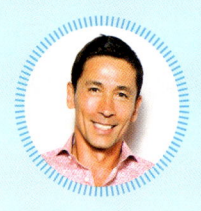

人間の体には、油を溜め込むメカニズムがありません。よい油は健康や美容に必要なものですが、余計にとった場合は排出されます。「油が太る」という誤解を捨て、毎日摂取しましょう。

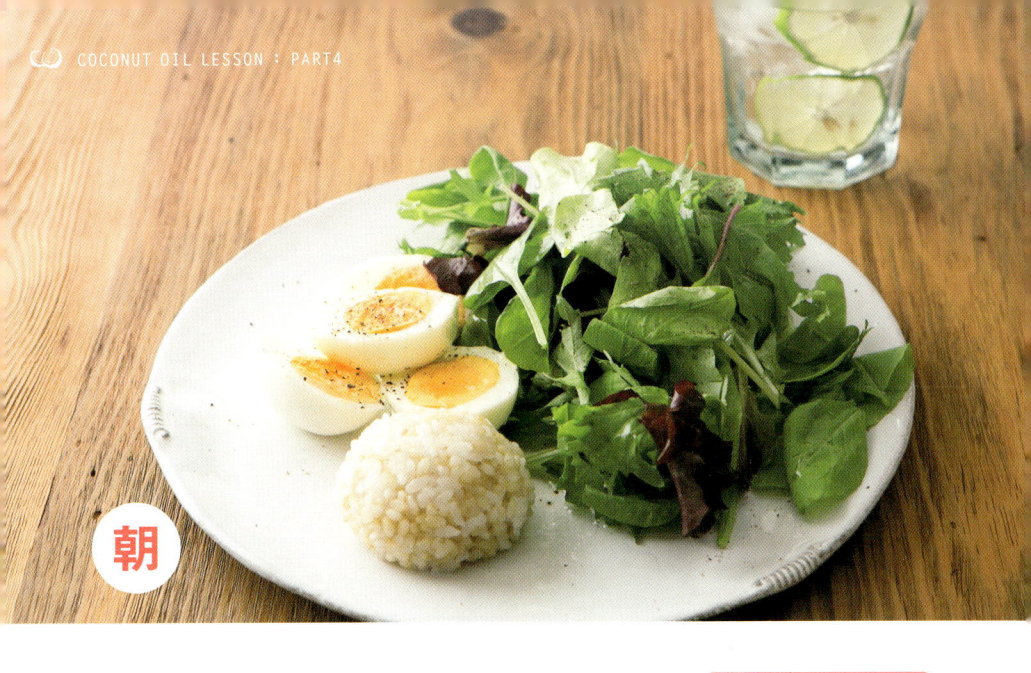

ベビーリーフのサラダと
ゆで卵・玄米おにぎりプレート

オーガスト流食事法
＋
ココナッツオイル

ルッコラや水菜、レッドロメイン、エンダイブなどの若い葉を集めたベビーリーフは、スーパーなどでパックされて売られているので便利。やや苦みや辛みのある葉も多いので、ココナッツオイルの風味が全体をやわらげます。レモンのかわりに、酢（白ワインビネガーなど）をかけても美味。サラダだけでは栄養は足りないので、ゆで卵でたんぱく質を補って。卵は必須アミノ酸のバランスがよく、空腹サインを出すホルモンの働きを抑制し、食べすぎを防ぐ効果もあります。炭水化物は握りこぶし1個分までにしましょう。

ベビーリーフのサラダ
ベビーリーフ1パックは洗って水けをきり、ココナッツオイル大さじ1、レモン汁大さじ½、塩小さじ¼を振りかけてあえる。

ゆで卵2個

玄米おにぎり50g

point
この食事内容で物足りないときには、グレープフルーツやキウイフルーツ、パイナップルなど、糖質の少ないフルーツをプラスして。バナナやマンゴー、ぶどうは糖度が高いのでNGです。

ココナッツオイルの融点は25℃前後。冷蔵庫に入れると油が表面に浮いて固まるので、使う2時間ほど前に冷蔵庫から出して、常温に置いて溶かしておきましょう。急いでいる場合は湯せんして。

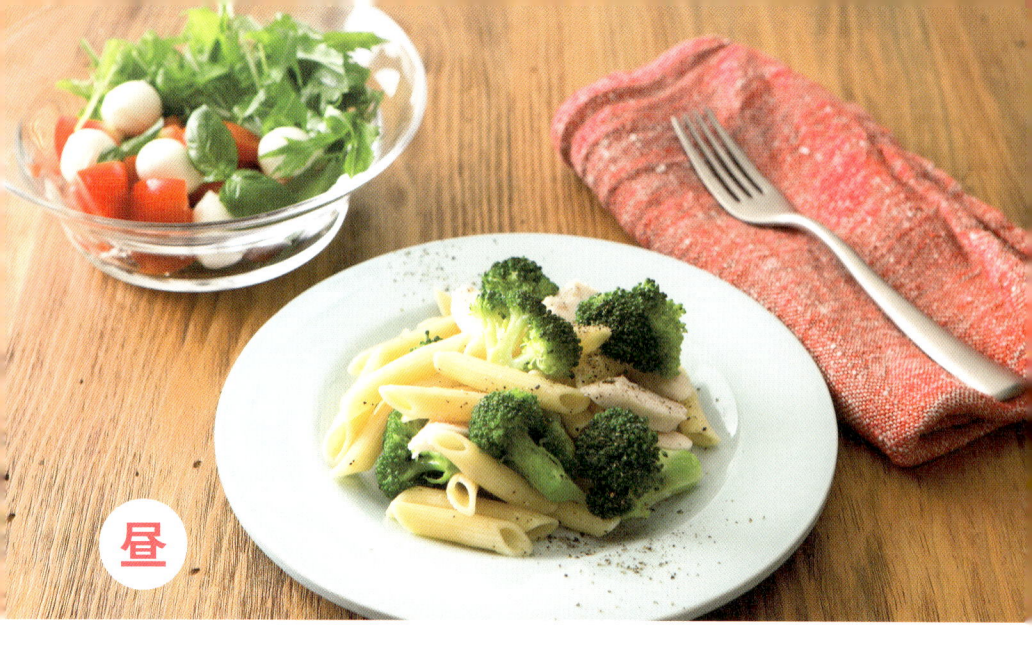

水菜のサラダ・トマトとモッツァレラをのせて ブロッコリーと鶏ささみのショートパスタプレート

オーガスト流食事法 + ココナッツオイル

たっぷり生野菜とショートパスタを合わせたランチプレート。ブロッコリーと鶏ささみを多めに入れたソースで、パスタが少量でも食べごたえ満点！　鶏肉は、できれば地鶏を選び、水菜はできるだけ緑の濃いものを選びましょう。水菜を含め、多くの緑の葉野菜にはクロロフィル（葉緑素）という成分が含まれ、体内の毒素を排出する役割があります。また、食物繊維も豊富なためお通じをよくして、さらに毒素を出しやすい体を作ることができます。

水菜のサラダ・トマトとモッツァレラをのせて

水菜1束はざく切りにし、トマト½個は一口大に切る。ミニモッツァレラチーズ40gとともに器に盛り、ココナッツオイル大さじ1、塩小さじ1、こしょう小さじ½を振る。

ブロッコリーと鶏ささみのショートパスタ

1. 鍋にお湯を沸かし沸騰したら3％の食塩を入れ、ショートパスタ50gと筋をとった鶏ささみ1本（50g）を入れて、パスタの表示時間どおりゆでる。　2. パスタのゆであがりの1分前にブロッコリー3房（70g）も入れ、すべてザルにあげ、鶏ささみは一口大に切る。　3. フライパンにココナッツオイル大さじ1、にんにく（みじん切り）1かけ分を弱めの中火で熱し、香りが出てきたら2を加え、塩小さじ1弱、こしょう少々で味をととのえる。

point

食物繊維は糖質の吸収を抑えるので、生野菜はたっぷりと！　小腹がすいたら、ナッツがおすすめ。ビタミンEなどの栄養素が豊富なうえ、満足感が得られます。

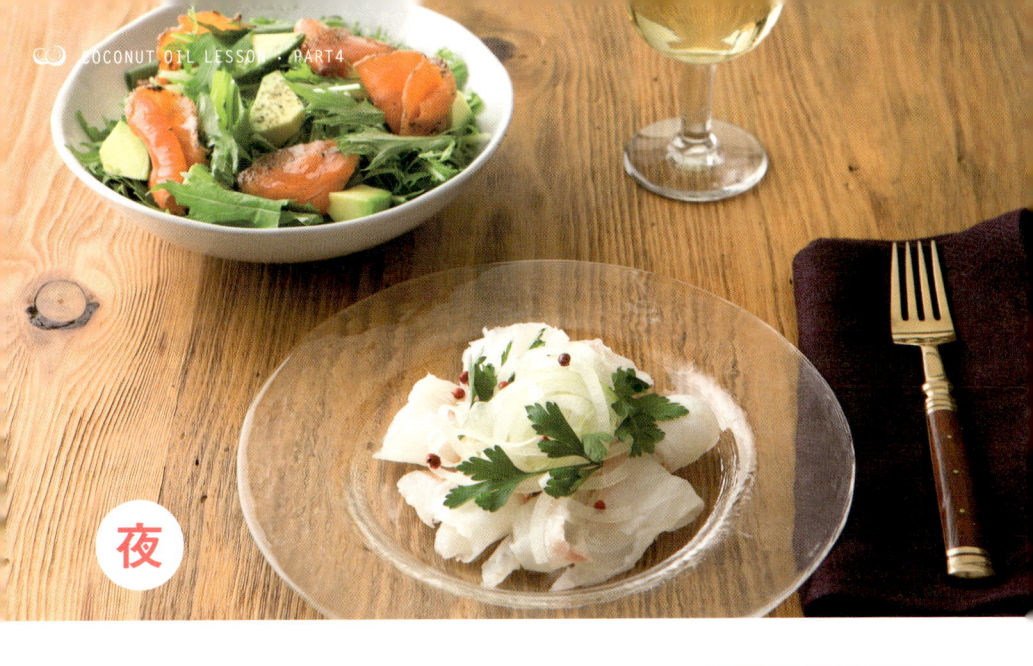

水菜とアボカドとスモークサーモンのサラダ
鯛のカルパッチョプレート

オーガスト流食事法
＋
ココナッツオイル

質のよい睡眠を取るために、夜は消化にかかる負担の少ないローフードが最適です。加熱せずに食べることで、含まれている抗酸化成分や酵素を壊さずにとり込むことができます。そのため、夜は野菜だけでなく、たんぱく質も生で食べるのがオススメ！　魚の刺身をそのまま食べても、オイルをかけてカルパッチョにしても。ただし、刺身のなかでもマグロは、海の環境破壊の影響で水銀汚染の心配があります。青魚や白身がベター。

水菜とアボカドと
スモークサーモンのサラダ

1. 水菜1束はざく切りに、アボカド½個は種と皮を取り除き、一口大に切る。　2. 器に1とスモークサーモン5切れを盛りつけ、ココナッツオイル大さじ1、塩・粗挽き黒こしょう各小さじ½を振っていただく。

鯛のカルパッチョ

1. 鯛（刺身用・サク）100gは薄くスライスし、プレートに並べる。　2. 玉ねぎ½個は薄くスライスし、水にさらして水けをきり、1にのせる。　3. 塩小さじ¼、こしょう小さじ¼、ココナッツオイル大さじ½、レモン汁大さじ½を混ぜ合わせて2にかけ、ピンクペッパー小さじ1をトッピングし、イタリアンパセリを飾る。

白ワイン

＊アンチエイジングの視点からいつもおすすめしているのは赤ワインですが、鯛には白ワインが合います。

point

アボカドは果物のなかでも、アサイーと同じくらい糖度が低い食品です。アンチエイジングのためには、果物の糖度に気をつけて。

COCONUT OIL RECIPE

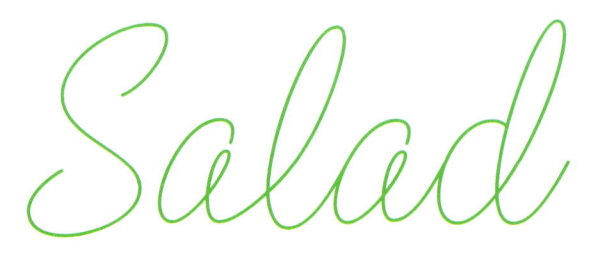

Salad

アンチエイジングレシピの代表格といえば、生野菜たっぷりのサラダ。ドレッシングやマリネ液にココナッツオイルを使って、たっぷりの酵素も一緒にとり入れましょう。

ローストビーフ&トマトマリネサラダ

材料（2人分）

ローストビーフ
- 牛もも赤身ステーキ肉 ‥ 200g
- 塩 ……………………… 小さじ1
- こしょう ……………… 小さじ1/2
- ココナッツオイル ……… 大さじ1

ミニトマトのマリネ
- ミニトマト（赤・黄）…… 各10個

マリネ液
- A
  - ココナッツオイル …… 大さじ1
  - りんご酢 …………… 50mℓ
  - 塩 ………………… 小さじ1
  - こしょう …………… 小さじ1/4
  - ハチミツ …………… 小さじ1
- ベビーリーフ ………… 1パック
- ココナッツオイル ……… 大さじ2

ココナッツオイル指数

1食分 = 大さじ2

作り方

1. ミニトマトのマリネを作る。ミニトマトは湯むきし、Aのマリネ液につける。
2. 牛肉は塩、こしょうをしっかりとすり込み、常温に戻す。フライパンにココナッツオイル大さじ1を入れ、強火で熱し、両面をこんがりと焼き、火を止め、余熱で5分ほど置き、薄く斜めに切る。
3. 大皿に、洗って水けをきったベビーリーフを盛り、1と2をのせ、ココナッツオイル大さじ2とマリネ液をかける。

memo

ミニトマトのマリネ液、ステーキ肉の調理油、仕上げ用というように3段階に分けて活用するとココナッツオイルをたっぷりとることができます。

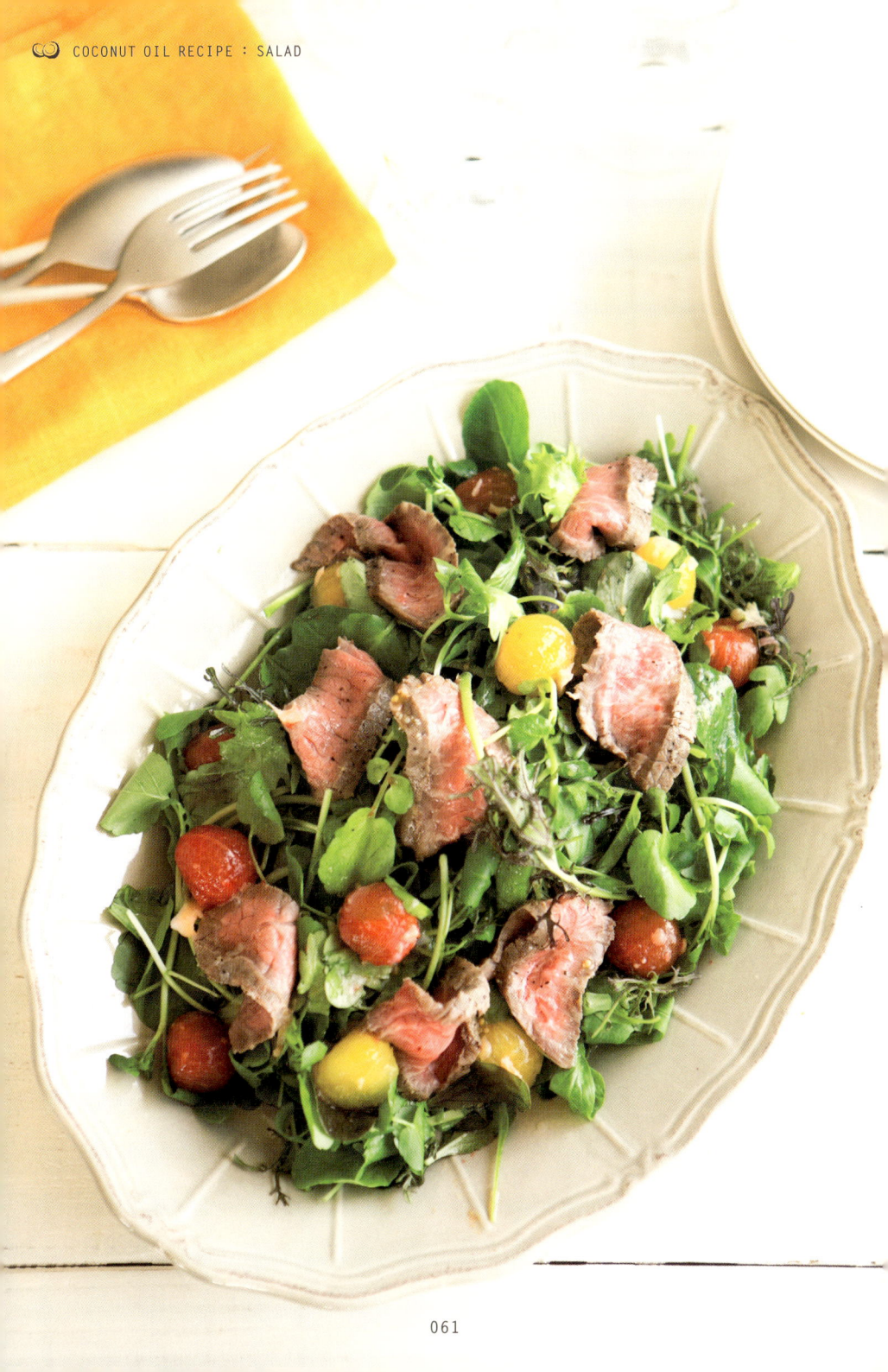

COCONUT OIL RECIPE : SALAD

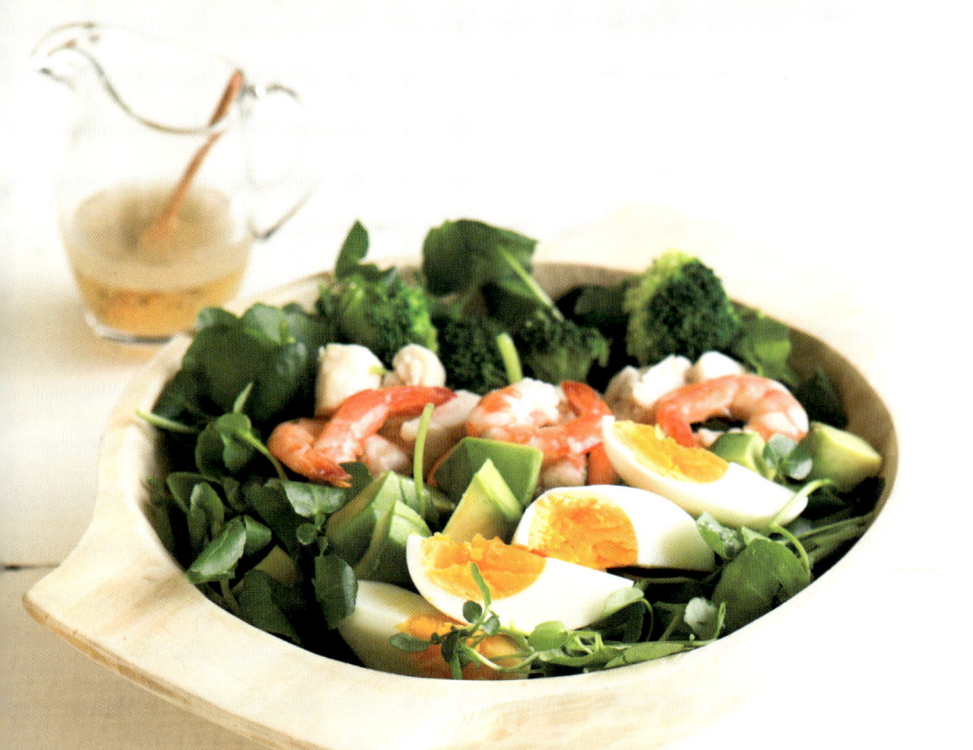

コブサラダ

材料（2人分）

鶏ささみ	2本
えび	5尾
ゆで卵	2個
ブロッコリー	½株
アボカド	½個
クレソン	適量
塩	少々

ドレッシング

A
ココナッツオイル	大さじ1
レモン汁	大さじ1
塩	小さじ1
こしょう	小さじ¼

ココナッツオイル指数

1食分 ＝ 大さじ½

作り方

1. ブロッコリーは小房に分け、殻と背ワタをとり除いたえび、筋をとった鶏ささみと一緒に塩ゆでし、一口大に切る。
2. アボカドは種と皮をとり除き、角切りにする。ゆで卵は縦4等分にする。
3. 器にクレソンを盛り、1と2を彩りよく盛る。
4. Aをよく混ぜ合わせたドレッシングをかけていただく。

memo

コブサラダとは、1930年代にハリウッドのレストランオーナー、ボブ・コブ氏がありあわせの食材で作った、ボリュームたっぷりのまかないサラダが由来です。

COCONUT OIL RECIPE : SALAD

水菜とマッシュルームと鶏ささみハムのサラダ

材料（2人分）

水菜	1株
ベビーリーフ	½袋
マッシュルーム	3個
鶏ささみハム	1本
レモン	½個
ココナッツオイル	大さじ1
塩	小さじ½
こしょう	小さじ¼

ココナッツオイル指数

1食分 ＝ 大さじ½

作り方

1. 水菜はざく切り、ベビーリーフは洗って水けをきる。マッシュルームは石づきをとり除き、薄くスライスする。鶏ささみハムは食べやすい大きさに切る。レモンはいちょう切りにする。
2. ボウルに1を入れ、ココナッツオイル、塩、こしょうをふって、ざっくりとあえ、器に盛る。

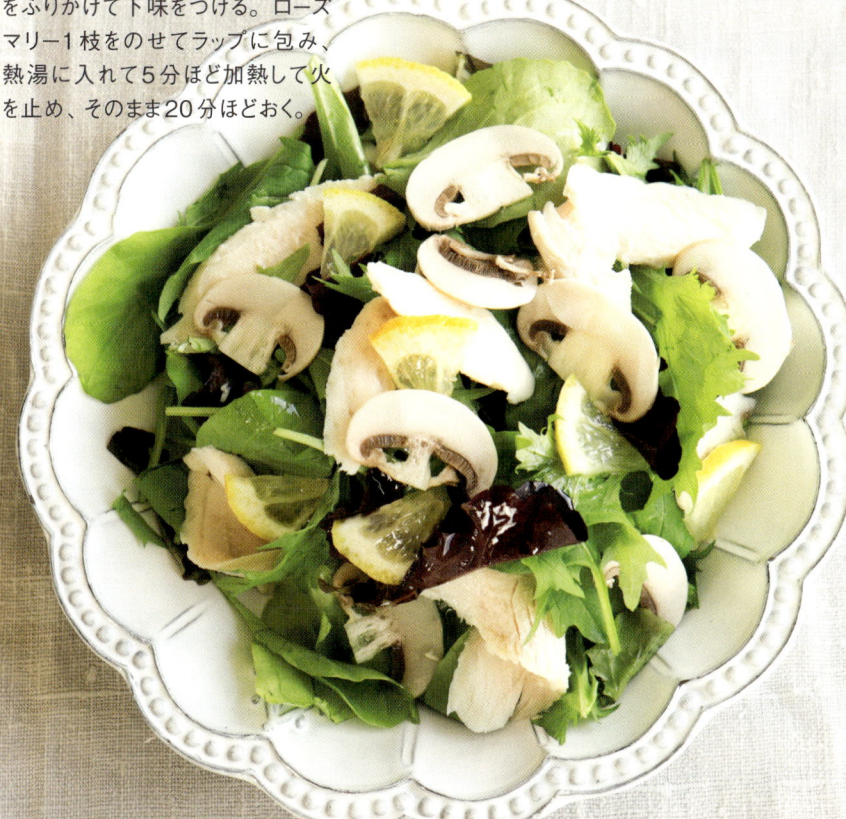

memo

鶏ささみハムの作り方／鶏ささみ4本に塩小さじ2、白ワイン大さじ2をふりかけて下味をつける。ローズマリー1枝をのせてラップに包み、熱湯に入れて5分ほど加熱して火を止め、そのまま20分ほどおく。

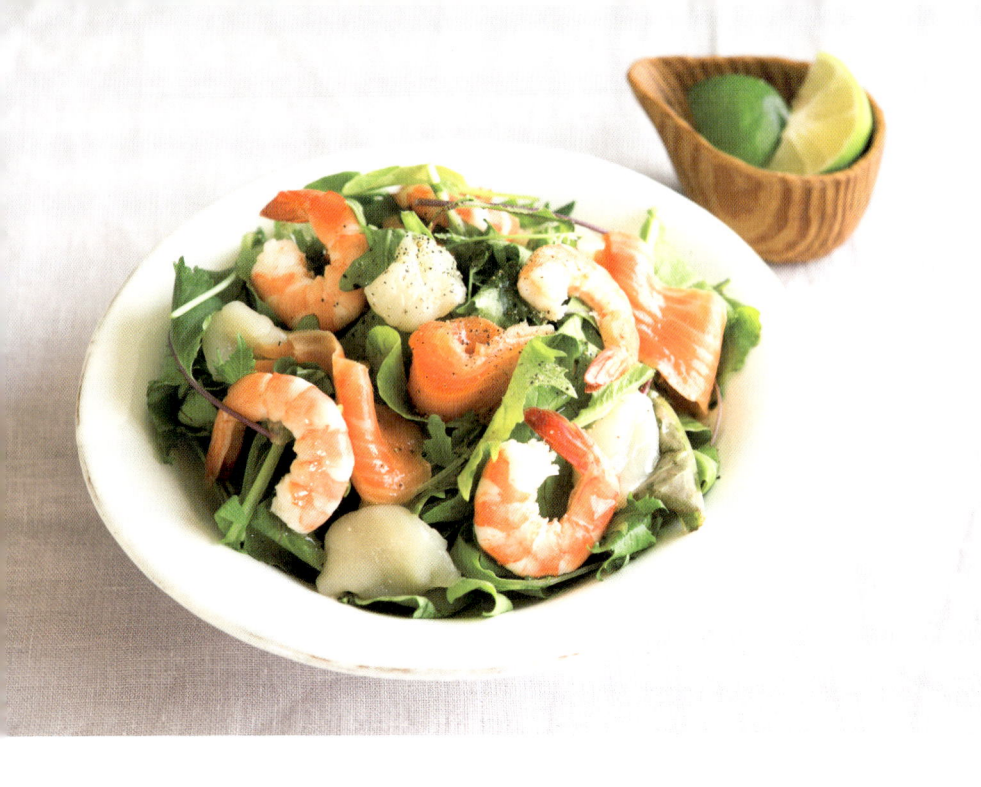

ベビーリーフと魚介のサラダ

材料（2人分）

- ほたて（刺身）……… 3枚
- ゆでえび ……………… 5尾
- スモークサーモン ……… 5切れ
- ベビーリーフ…………… 1パック
- A
  - ココナッツオイル … 大さじ1
  - 塩 ……………………… 小さじ1/2
  - こしょう……………… 小さじ1/4
  - レモン汁 …………… 大さじ1

ココナッツオイル指数

1食分 ＝ 大さじ1/2

作り方

1. ほたては薄切りにする。ベビーリーフは洗って水けをきる。
2. ボウルに1とゆでえび、スモークサーモン、Aを入れてよくあえ、器に盛る。

---

memo

ココナッツオイルは、魚介類との相性も抜群。アンチエイジングを考えるなら、ベビーリーフはたっぷり、魚介類も生で食べるのが効果的です。

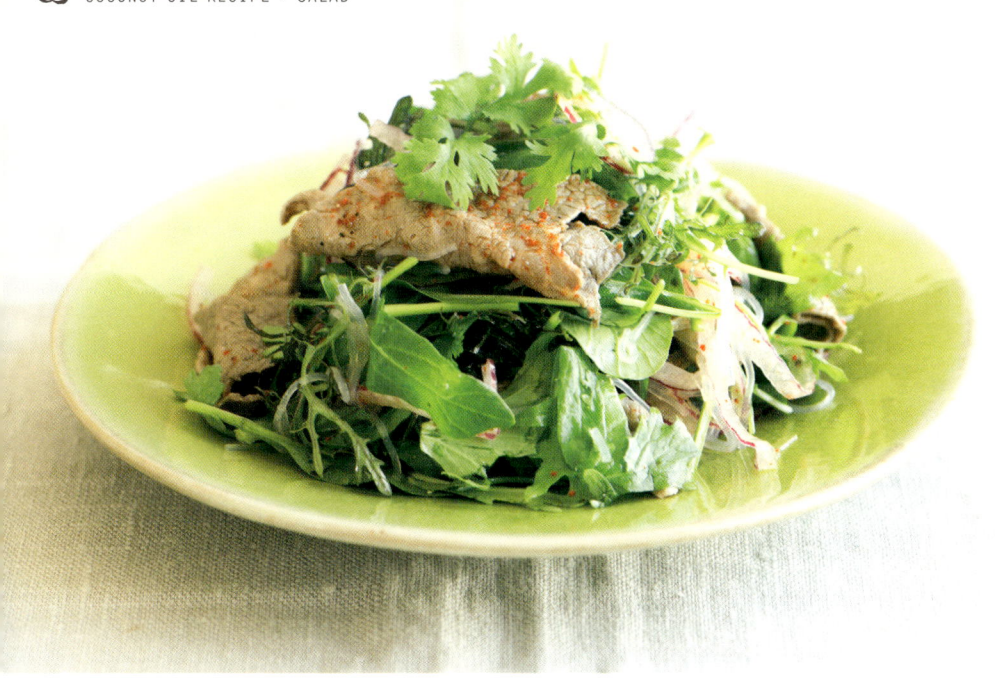

ヤムウンセン風サラダ

材料（2人分）
- 牛しゃぶしゃぶ用肉……5枚（100g）
- ベビーリーフ……1パック
- 紫玉ねぎ……½個
- 春雨（乾燥）……11g
- 香菜……1株
- A
  - ココナッツオイル……大さじ1
  - ナンプラー……大さじ2
  - 酢……大さじ⅔

ココナッツオイル指数
1食分 ＝ 大さじ½

作り方
1. 紫玉ねぎは薄くスライスし、牛肉はさっと湯通しして、水けをきる。春雨は熱湯で戻し、香菜は3cmのざく切りにする。
2. ボウルに洗って水けをきったベビーリーフ、1、Aを入れ、よく混ぜる。

memo
ヤムウンセンとは、タイの春雨サラダのこと。ごま油の代わりにココナッツオイルを使いましょう。ナンプラーとの相性も抜群です。ゆでえびをプラスしてもおいしい。

ココナッツオイルドレッシング5

生野菜をたっぷり食べることが、アンチエイジングの基本。
ココナッツオイルで作るドレッシングがあれば、さらに効果が期待できます。

トマトドレッシング

ココナッツオイル指数

1食分 ＝ 大さじ1/2

材料（2人分）
ミニトマト（皮むき）**10個**、万能ねぎ（小口切り）**少々**　マリネ液（ココナッツオイル **大さじ1**、りんご酢 **50㎖**、塩 **小さじ1**、こしょう **小さじ1/4**、ハチミツ **小さじ1**）

作り方
ボウルに湯むきをしたミニトマト、万能ねぎを入れ、マリネ液を入れてよく混ぜ合わせる。

こんな料理に
肉や魚介類のソテーのソースやサラダのドレッシングに。

アンチョビドレッシング

ココナッツオイル指数

1食分 ＝ 大さじ1

材料（2人分）
ココナッツオイル **大さじ2**、アンチョビ（みじん切り）**2枚分**、玉ねぎ（みじん切り）**大さじ1**、にんにくチップ（細かく砕く）**大さじ1**、白ワインビネガー **大さじ2**、こしょう **小さじ1/4**

作り方
ボウルにすべての材料を入れてよく混ぜ合わせる。

こんな料理に
生野菜のサラダはもちろん、ブロッコリー、カリフラワーなどの温野菜に。

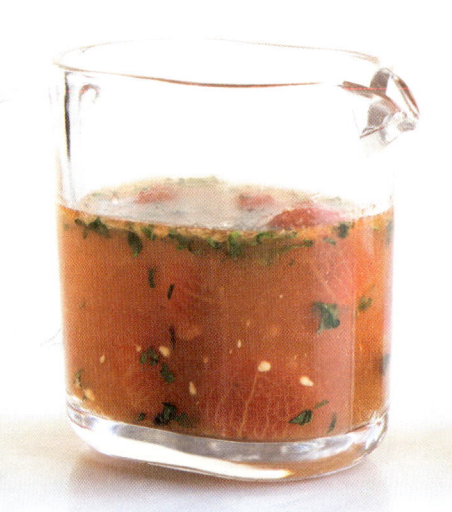

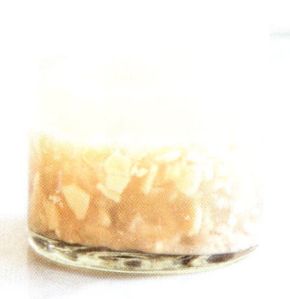

COCONUT OIL RECIPE：SALAD

フレンチドレッシング

ココナッツオイル指数

1食分 ＝ 大さじ1

材料（2人分）
ココナッツオイル 大さじ2、玉ねぎ（みじん切り）大さじ1、白ワインビネガー 大さじ2、粒マスタード 小さじ2、塩 小さじ1、こしょう 小さじ1/4

作り方
ボウルにすべての材料を入れてよく混ぜ合わせる。

こんな料理に

シンプルなサラダや生の魚介のサラダにもおすすめ。ナッツやチーズを加えても。

バルサミコドレッシング

ココナッツオイル指数

1食分 ＝ 大さじ1

材料（2人分）
ココナッツオイル 大さじ2、玉ねぎ（みじん切り）大さじ1、バルサミコ酢 大さじ2、塩 小さじ1、こしょう 小さじ1/4

作り方
ボウルにすべての材料を入れてよく混ぜ合わせる。

こんな料理に

トマトのサラダに相性抜群。魚介や肉料理にもよく合います。

セサミドレッシング

ココナッツオイル指数

1食分 ＝ 大さじ1

材料（2人分）
ココナッツオイル 大さじ2、すりごま 大さじ1、塩 小さじ1、米酢 大さじ2

作り方
ボウルに材料すべてを入れてよく混ぜ合わせる。

こんな料理に

しゃぶしゃぶサラダなどの肉料理に。大根サラダなど和風料理にも相性◎。

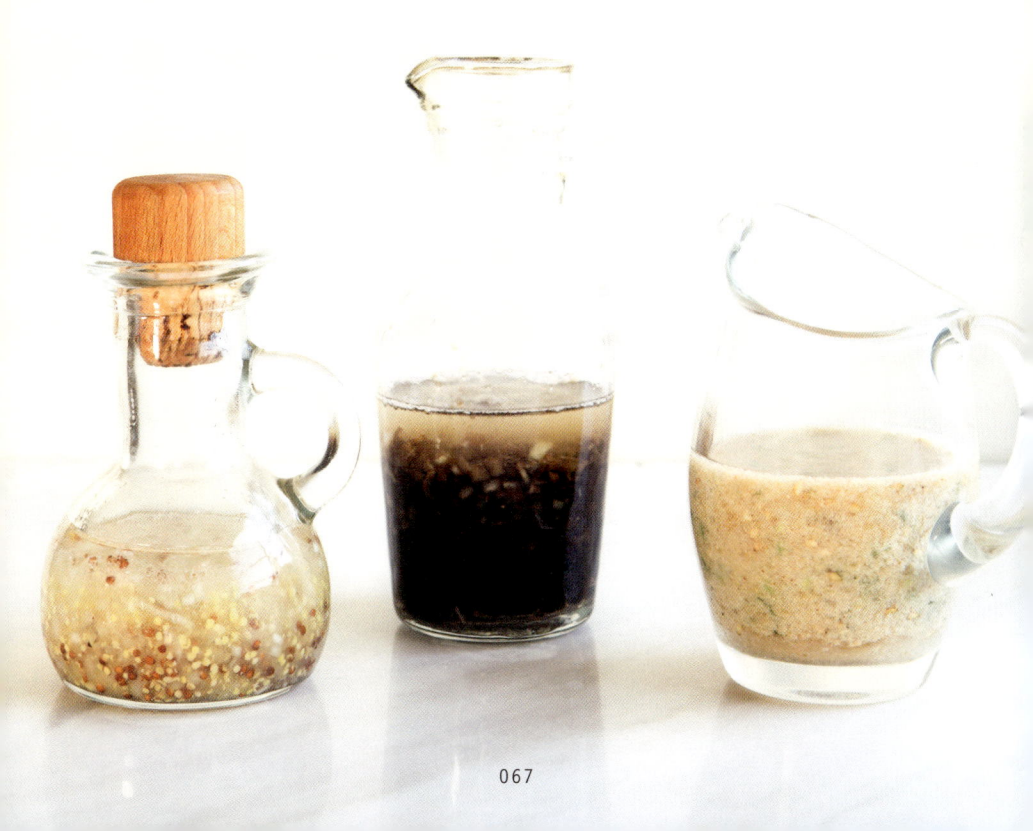

COCONUT OIL RECIPE

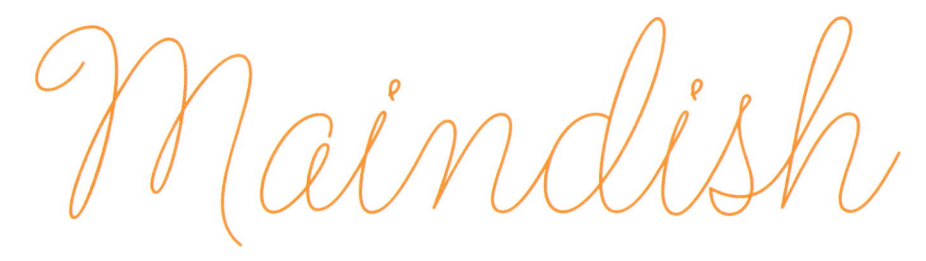

Maindish

ココナッツオイルはバターのようなコクがありつつ、あっさりとした風味が特徴。ココナッツオイルで調理するからこそ、よりおいしく味わえるレシピを紹介します。

チキンココナッツオイルカレー

材料（2人分）

鶏もも肉	1枚
ココナッツオイル	大さじ1
小麦粉	大さじ1
玉ねぎ	1個
グリーンアスパラガス	4本
トマト	3個
カレー粉	大さじ1
鶏がらスープ	500mℓ
ガラムマサラ	小さじ1
塩	小さじ1〜2
こしょう	小さじ½
ココナッツオイル	大さじ2
バジル	適量

memo

ココナッツオイルを使った料理で一番おすすめなのがカレー。スパイスとの相性がよく、マイルドでコクのある味に仕上げます。ココナッツオイルは多めに使って◎。

ココナッツオイル指数

1食分 ＝ 大さじ1½

作り方

1. 鶏肉は一口大に切り、塩、こしょう（分量外）、ココナッツオイル大さじ1で下味をつけ、小麦粉をふる。玉ねぎはくし形に切り、アスパラガスは根元のかたい部分をとり除き、半分に切る。トマトはざく切りにする。
2. 鍋にココナッツオイル大さじ2を入れ、中火で熱し、1の鶏肉に焼き色をつける。
3. 玉ねぎを加えてさらに炒め、カレー粉を入れて具材にからまったら、鶏がらスープを加え、さらに20分煮る。
4. とろみがついてきたら、ガラムマサラ、1のアスパラガス、トマトを入れ、塩、こしょうで味をととのえ、バジルをいれる。

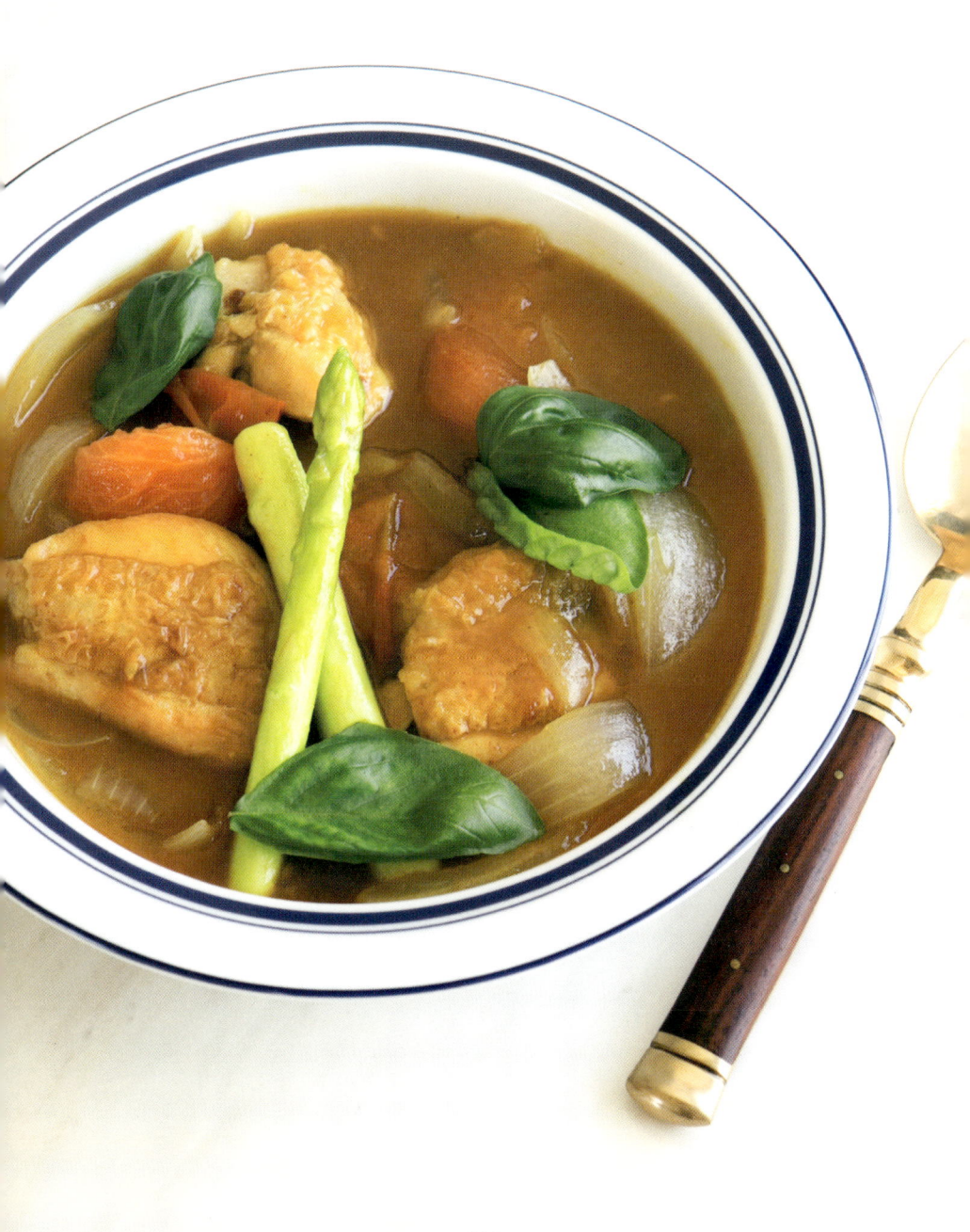

COCONUT OIL RECIPE : MAINDISH

サティ

材料（2人分）

- 鶏ささみ……………………… 2本
- ピーナッツバター………… 大さじ2
- ナンプラー ………………… 大さじ1
- カレー粉 …………………… 小さじ2
- チリパウダー……………… 小さじ½
- 塩 …………………………… 小さじ1
- ココナッツオイル ………… 大さじ3
- 香菜………………………… 適宜

memo

ココナッツオイルを肉にまぶせば、やわらかくてしっとり。ピーナッツとの相性がいいので、コクがあり、風味豊かなサティを作ることができます。

ココナッツオイル指数

1食分 ＝ 大さじ1½

作り方

1. 鶏ささみは筋をとり除き、3等分の斜めそぎ切りにし、カレー粉小さじ1、塩、ココナッツオイル大さじ1をまぶし、串に刺す。
2. ピーナッツバター、ココナッツオイル大さじ1、ナンプラー、カレー粉小さじ1、チリパウダーをよく混ぜてソースを作る。
3. フライパンにココナッツオイル大さじ1を中火で熱し、1の鶏肉の両面を5分ほど焼く。
4. 3に2のソースをかけ、さらに1分ほど焼きつける。器に盛り、香菜を添える。

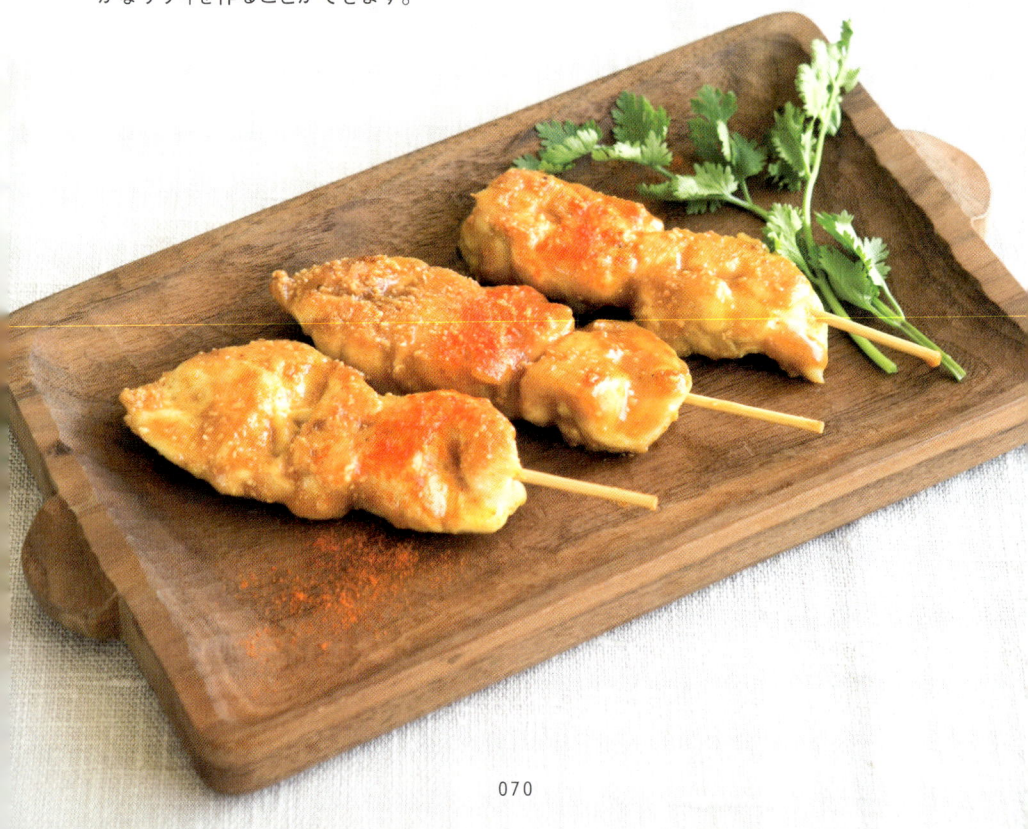

白身魚とパプリカのカルパッチョ

材料（2人分）
- 鯛（刺身用さく）… 100g
- パプリカ（3色）… 合わせて½個分
- イタリアンパセリ… 2枝
- ココナッツオイル… 大さじ1
- レモン汁 … 大さじ½
- 塩 … 小さじ½
- こしょう … 少々

ココナッツオイル指数
1食分 ＝ 大さじ½

作り方
1. 鯛は薄く切り、プレートに並べる。
2. パプリカは5㎜角のみじん切りにし、1の上に彩りよく散らす。
3. 塩、こしょう、ココナッツオイル、レモン汁をかけ、イタリアンパセリをのせる。

memo
老化を予防するためには、なるべく生の料理を食べるのが一番。カルパッチョはオリーブオイルをかけるのが定番ですが、ココナッツオイルでもおいしいのでおすすめ。

パプリカと鶏むね肉のスパニッシュオムレツ

材料（2人分）

鶏むね肉	½枚
パプリカ（黄・赤）	1個分
玉ねぎ	½個
卵	5個
ココナッツオイル	大さじ3
塩	小さじ1
こしょう	小さじ¼

memo

具だくさんのスパニッシュオムレツは、これだけで栄養満点。ココナッツオイルのほのかな香りも一緒においしくいただけます。朝食にピッタリの一品です。

ココナッツオイル指数

1食分 ＝ 大さじ1½

作り方

1. 鶏むね肉、パプリカは1cm角、玉ねぎは5mm角に切る。
2. ボウルに卵を割りほぐし、1、ココナッツオイル大さじ1、塩、こしょうを入れ、よく混ぜる。
3. フライパンにココナッツオイル大さじ2を中火で熱し、2を流し入れ、蓋をして中までしっかり火が通るよう両面焼く。

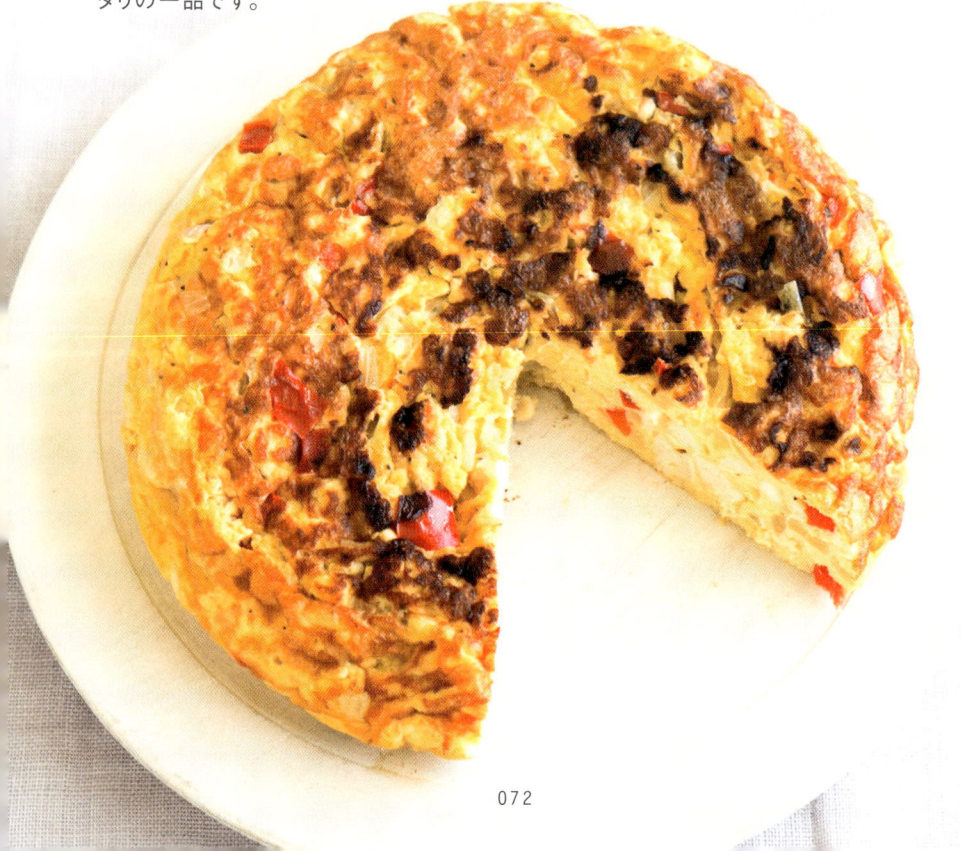

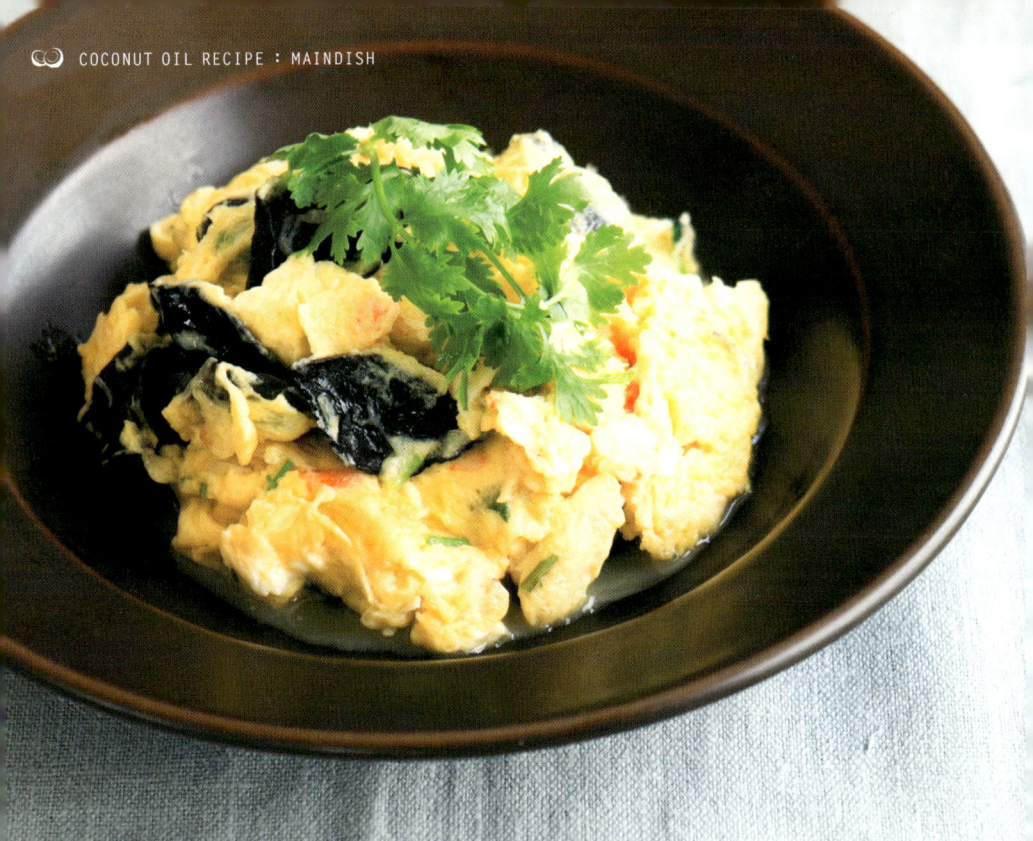

エスニック風ふんわりかに玉

材料（2人分）

卵	3個
きくらげ（乾燥）	5g
かにむき身	100g
香菜	1株
ココナッツオイル	大さじ3
塩	小さじ1
こしょう	小さじ½

memo

ココナッツオイルは中華風の料理にもよく合います。ふわふわのかに玉に仕上げるコツは、卵液にココナッツオイルを大さじ1加えて混ぜること。火を通しすぎないことも重要なポイント。

ココナッツオイル指数

1食分 ＝ 大さじ1½

作り方

1. 香菜は飾り用をとっておき、残りをすべて粗みじん切りにする。きくらげはぬるま湯で戻し、ざく切りにする。
2. ボウルに卵をほぐし、飾り用の香菜以外の1、ほぐしたかに、ココナッツオイル大さじ1、塩、こしょうを入れ、混ぜる。
3. フライパンにココナッツオイル大さじ2を中火で熱し、2を流し入れて大きくかき回しながら炒めて器に盛り、香菜を飾る。

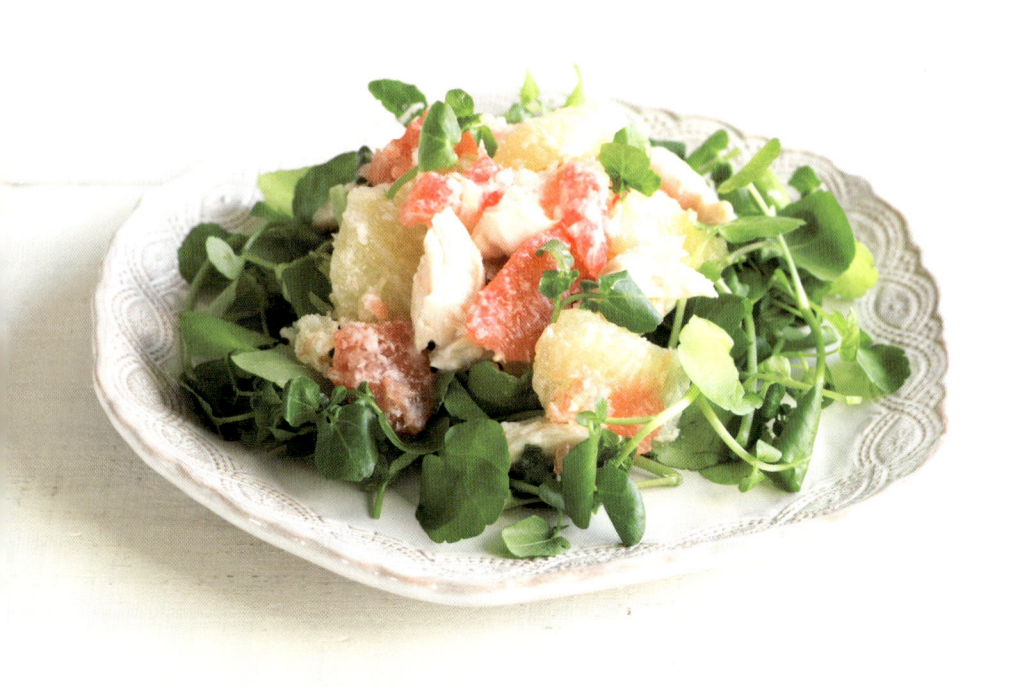

鶏ささみのスチーム　グレープフルーツ風味

材料（2人分）
鶏ささみ	2本
ローズマリー	1枝
グレープフルーツ（赤・白）	各1個
クレソン	1束
白ワイン	大さじ1
塩	小さじ½
こしょう	小さじ½
ココナッツオイル	大さじ2

memo
ゆでた鶏ささみをしっとりと仕上げるコツは、熱いうちにココナッツオイルであえること。グレープフルーツは果物のなかでも糖質が低く、食べても安心です。

ココナッツオイル指数
1食分 ＝ 大さじ1

作り方
1. 鶏ささみは筋をとり除いて塩、こしょうをすり込み、耐熱皿にのせる。白ワインをかけ、ローズマリーをのせ、蒸気の上がった蒸し器で15分ほど蒸す。
2. 温かいうちに一口大にほぐし、蒸して出たスープと一緒にココナッツオイルであえ、さらに房どりしたグレープフルーツを加え混ぜる。
3. プレートにクレソンを盛り、2をのせる。

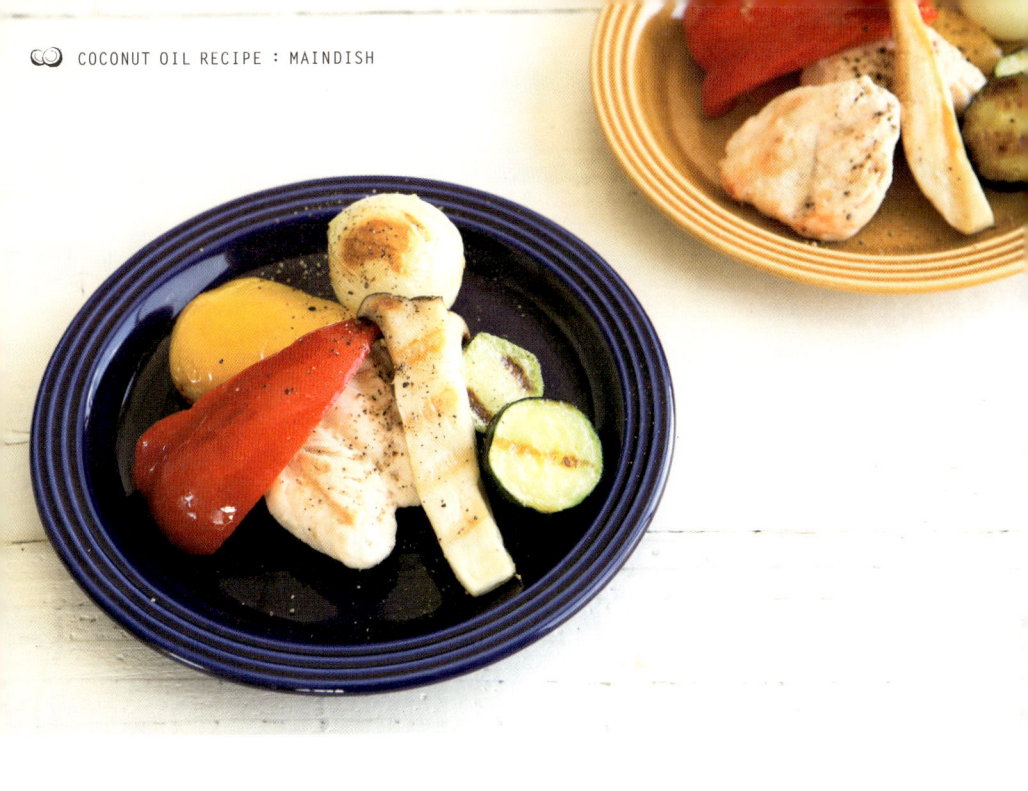

COCONUT OIL RECIPE : MAINDISH

鶏ささみと野菜のココナッツグリル

材料（2人分）

鶏ささみ …………… 2本
ズッキーニ ………… ½本
パプリカ（赤・黄色）…… ½個
エリンギ …………… 1本
ペコロス …………… 1個
ココナッツオイル……… 大さじ2
塩 …………………… 小さじ1
こしょう …………… 小さじ¼

ココナッツオイル指数

1食分 ＝ 大さじ1

作り方

1. 鶏ささみは筋をとり除いて一口大に、その他の野菜は食べやすい大きさに切り、ココナッツオイル大さじ1、塩、こしょうであえる。
2. 1をグリルで10分焼く。グリルから取り出し、仕上げにココナッツオイル大さじ1をかける。

memo

鶏ささみや野菜にあらかじめ、ココナッツオイルをまぶして下味をつけておくと、しっとりとした焼き上がりに。仕上げにココナッツオイルをかければ、さらにコクがアップします。

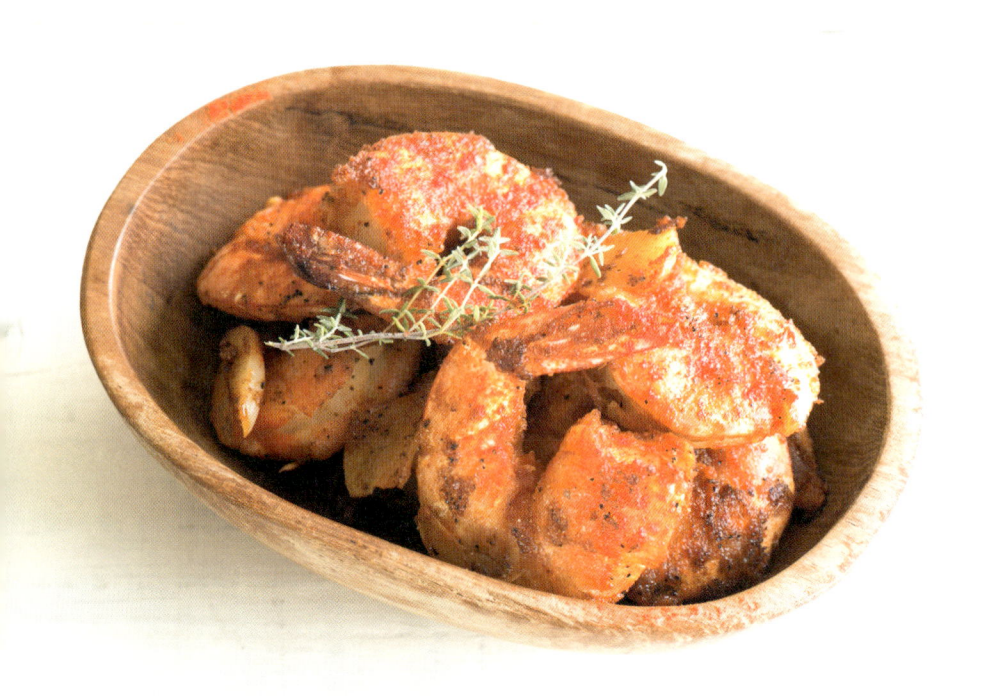

ガーリックシュリンプココナッツ風味

材料（2人分）
えび（殻つき）	10尾
にんにく（粗みじん切り）	2かけ分
チリパウダー	小さじ½
パプリカパウダー	小さじ½
塩	小さじ1
ココナッツオイル	大さじ3

ココナッツオイル指数

1食分 ＝ 大さじ1½

作り方

1. 殻つきえびは背中にはさみで切り込みを入れて背ワタをとり除き、チリパウダー、パプリカパウダー、塩をまぶす。
2. フライパンにココナッツオイル、にんにくを入れて弱火でじっくり炒め、香りが出たら、1を加えて揚げ焼きにする。
3. お好みでチリパウダー、パプリカパウダー（各分量外）をさらに振りかけても。

memo
ハワイで人気のグルメといえば、ガーリックシュリンプ。オリーブオイルの代わりにココナッツオイルを使います。ココナッツオイルもにんにくとよく合うので、おつまみにも最適。

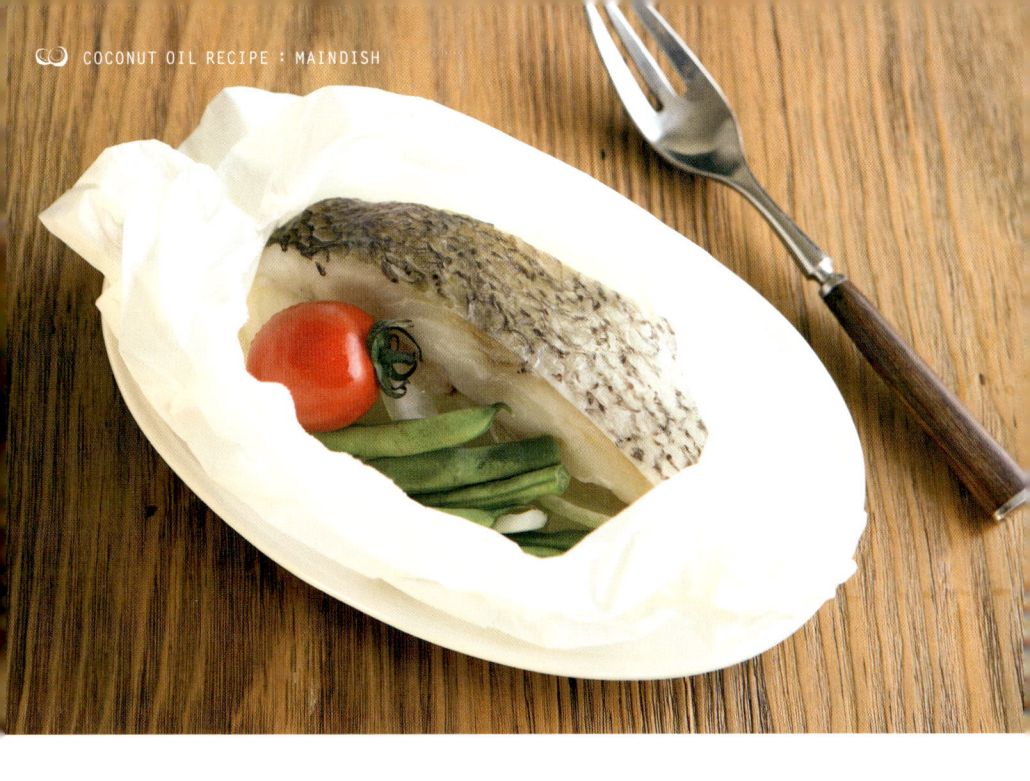

白身魚のココナッツ風味のホイル蒸し

材料（2人分）
- 鯛（切り身）……… 2切れ
- 玉ねぎ（薄切り）……… ½個分
- さやいんげん ……… 4本
- ミニトマト ……… 2個
- ココナッツオイル ……… 大さじ2
- 塩 ……… 小さじ1
- こしょう ……… 小さじ½

ココナッツオイル指数

1食分 ＝ 大さじ1

作り方
1. 鯛の切り身は塩、こしょうをふっておく。
2. クッキングシートを正方形に切り、中心に玉ねぎを敷き、鯛の切り身、筋をとり除いたさやいんげん、ミニトマトをのせ、ココナッツオイル大さじ½をかける。しっかり包み、さらに上からアルミホイルで包む。これを2セット作る。
3. 180℃に予熱したオーブンで15分ほど焼き、焼き上がったら、さらにココナッツオイルを大さじ½ずつかける。

memo
直接アルミホイルで包むのはおすすめできませんが、紙で包んでから、アルミホイルで包むと熱伝導率が抑えられ、ふっくら蒸し上がるのでおすすめです。

COCONUT OIL RECIPE

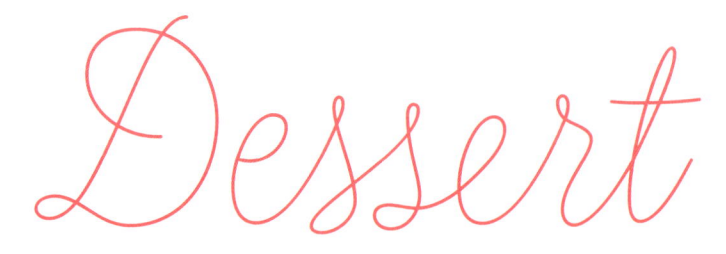

Dessert

オーガスト流「アンチエイジング」メソッドをがんばっている人は、週に1度、自分へのご褒美にデザートを作りましょう。ココナッツオイルを使えば、健康にも美容にもいいから安心です。

ココナッツオイルとマカダミアナッツのハワイアンパンケーキ

材料（2人分）

薄力粉	200g
ベーキングパウダー	小さじ2
塩	小さじ1/4
卵	1個
牛乳	150ml
ココナッツオイル	大さじ2
トッピング用ココナッツオイル	大さじ2
メープルシロップ	大さじ2

ココナッツオイル指数

1食分 ＝ 大さじ2

作り方

1. 薄力粉、ベーキングパウダー、塩をふるいにかける。
2. ボウルに卵、牛乳、ココナッツオイル大さじ1を入れ、よく混ぜてから、1を入れ、さっくり混ぜる。
3. フライパンにココナッツオイル大さじ1を入れて中火で熱し、1/4量の2を流し入れて両面焼く。これを4枚焼く。
4. 3を器に盛り、トッピング用ココナッツオイルをかける。お好みでメープルシロップをかける。

memo

メープルシロップを選ぶときは、ライトかエキストラライトのものがよいでしょう。

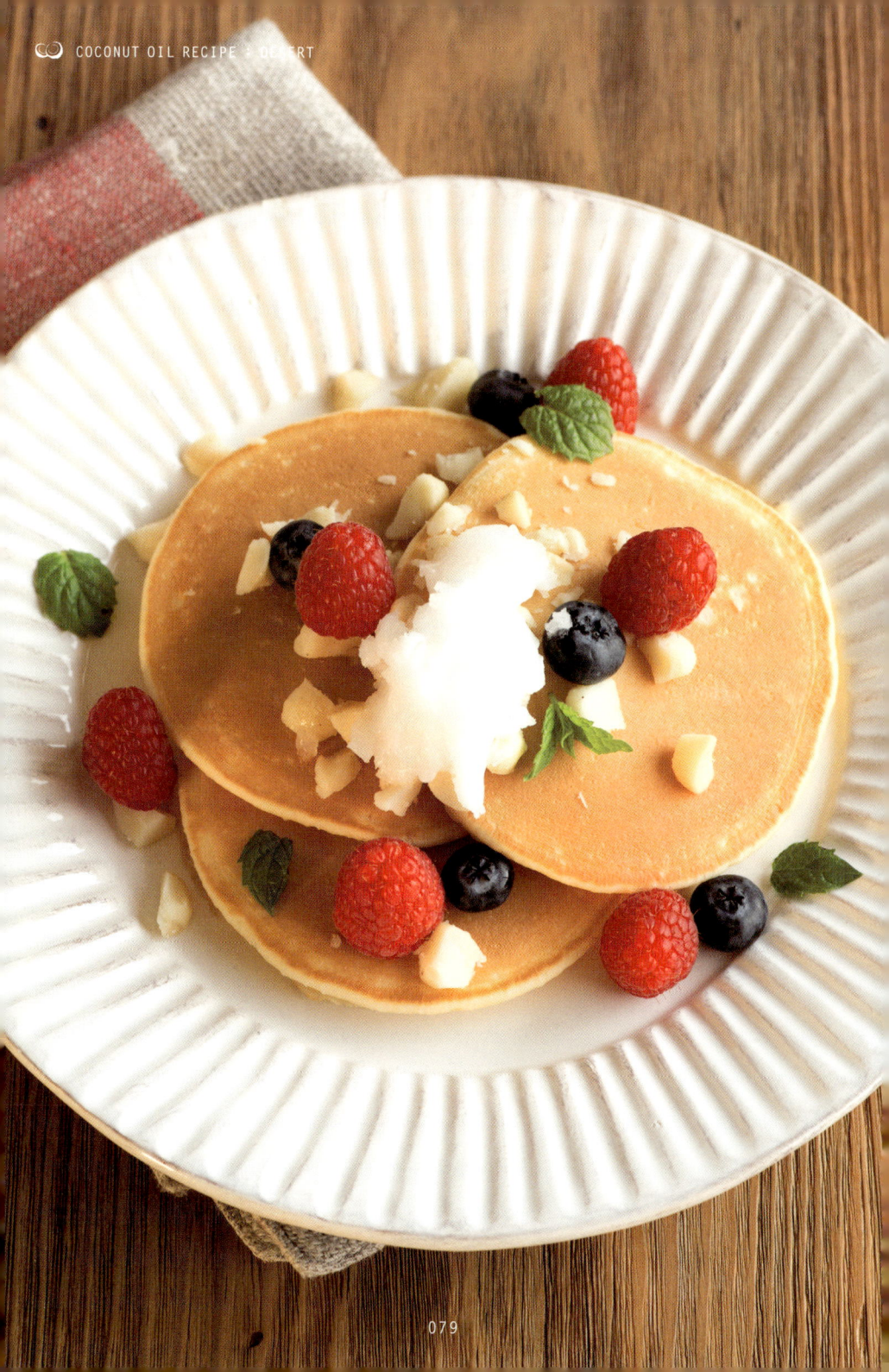

COCONUT OIL RECIPE : DESSERT

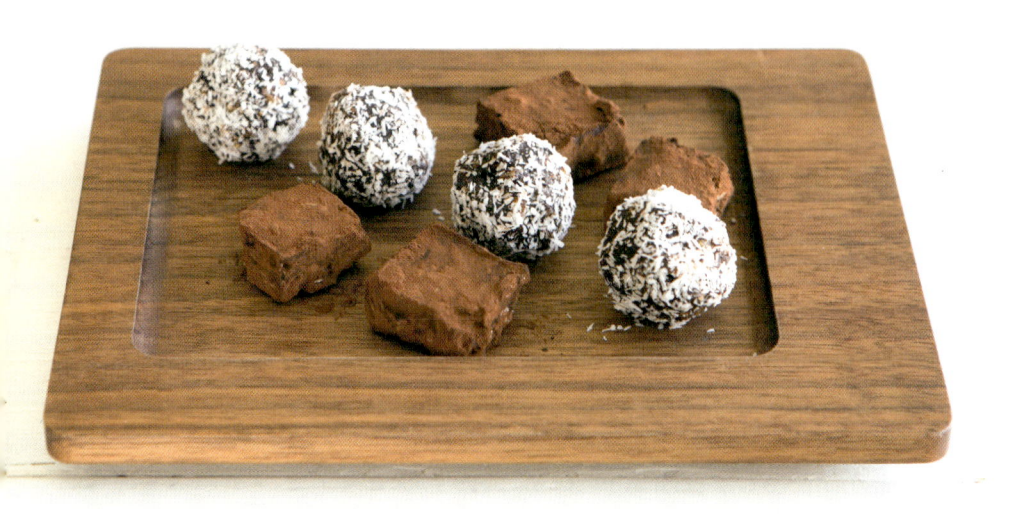

スパイスを使ったココナッツ生チョコレート

材料（2人分）
- ココナッツオイル……………… 100g
- ココアパウダー………………… 40g
- オールスパイス………………… 小さじ½
- メープルシロップ……………… 50g

トッピング
- A
  - くるみ（ロースト）………… 30g
  - ココナッツファイン………… 適量
- B
  - アーモンドスライス（ロースト）… 20g
  - オートミール………………… 10g
  - ココアパウダー……………… 適量

ココナッツオイル指数
1個分 ＝ 大さじ½

作り方
1. ボウルに液状のココナッツオイル、ココア、オールスパイス、メープルシロップを入れ、よく混ぜる。
2. 1を2つに分け、1つにはAの砕いたくるみを混ぜて型に流す。もう1つにBのアーモンドスライスとオートミールを加え、型に流す。
3. 固まったら、Aのチョコレートは丸めてココナッツファインをまぶす。Bのチョコレートは4分割し、ココアパウダーをまぶす。

memo
ココナッツオイルをたっぷり使ったおすすめチョコレート。ココナッツファインを加えると、食物繊維も豊富にとれます。

COCONUT OIL RECIPE : DESERT

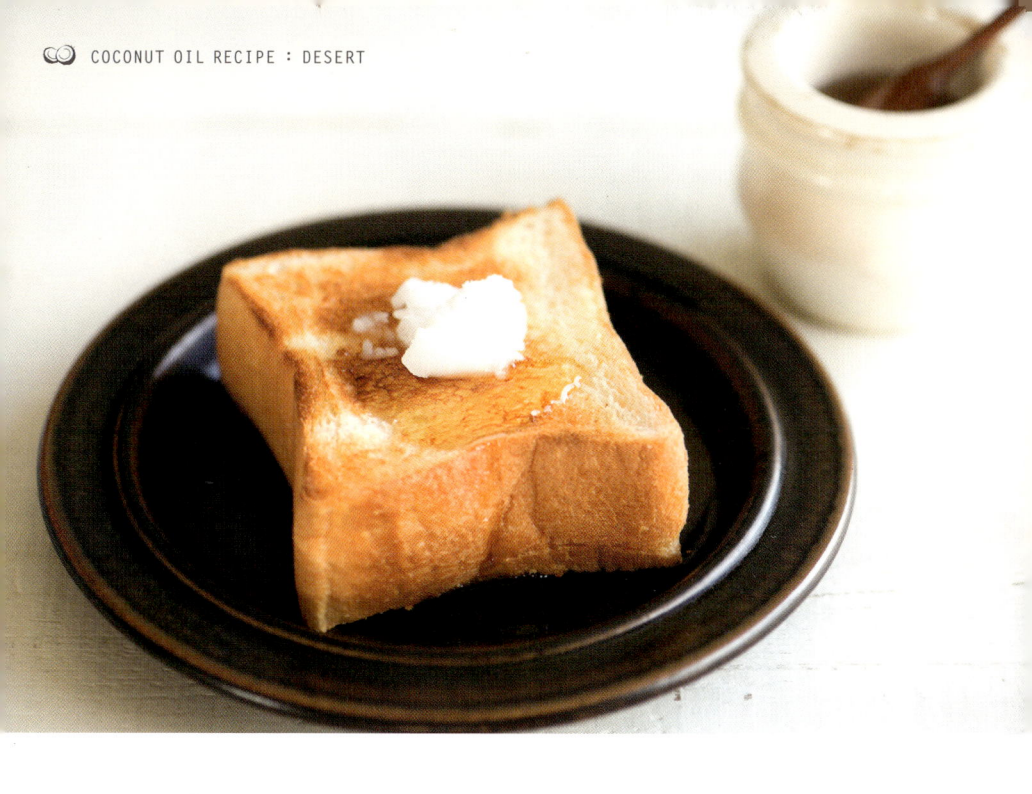

ココナッツハニートースト

材料（1人分）

食パン …………………… 1枚
ココナッツオイル ……… 大さじ1
ハチミツ ………………… 大さじ½

ココナッツオイル指数

1食分 ＝ 大さじ1

作り方

1. 食パンはトーストする。
2. 熱いうちに固形のココナッツオイルを塗り、ハチミツをお好みでかける。

memo

ココナッツオイルをトーストに塗るときは、バターのように固形にするのがおすすめ。冷蔵庫に入れて冷やしておけばOKです。ココナッツオイルとハチミツは好相性の組み合わせです。

COCONUT OIL COLUMN

アンチエイジングに効く スパイス

料理の調味料として便利なスパイスは、実は高い抗酸化力を持っています。
とくにアンチエイジングに効果的なスパイスはこちら！
さまざまな料理に振りかけてみましょう。

クローブ

スパイスのなかで最も抗酸化力が高く、アンチエイジングに効果的。香りの強い香辛料ですが、わずかにバニラのような甘さもあり、肉類のくさみを消すのによく使われます。歯の治療に使われることもあるほどの殺菌効果で、生のまま食べてブレスミント代わりにも。

こんな料理に

ハンバーグやミートボール、ミートソースに使うひき肉に少量のパウダーを混ぜると、肉のくさみ消しに。また、肉を入れたスープやシチューに丸ごと入れると、味が引き締まる。

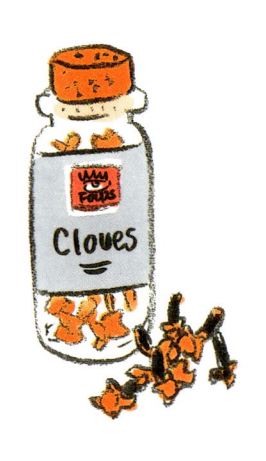

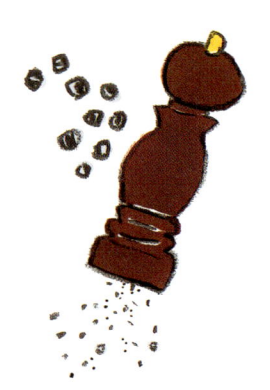

こしょう

成熟した実を果皮のまま乾燥させた黒こしょうと、果皮を取り除いて乾燥させた白こしょうの2種類があります。黒こしょうには、血液の循環を促すピペリンという成分が含まれており、代謝を上げてやせやすい体を作るのに効果的。また、抗菌作用も優れています。

こんな料理に

黒こしょうは、味の濃い料理にも負けない辛さと香りがあり、肉料理やパスタなどによく合う。風味がマイルドな白こしょうは、白身魚や卵料理、スープなどに合わせるとよい。

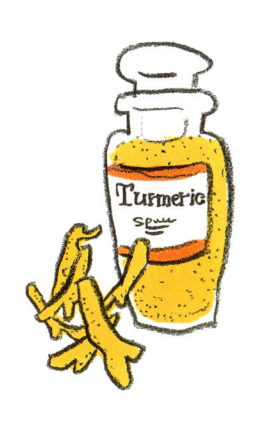

ターメリック

日本ではウコンの名で有名。カレーに使われることの多いスパイスです。抗酸化作用があるほか、コレステロール値を下げる効果のあるクルクミンを含んでいますが、吸収率が悪いのでこしょうと合わせて使うこと。とりすぎはNGなので、1日2〜3gまでにしましょう。

こんな料理に

黄色い色が特徴で、カレーはもちろんスープやライスに加えて、黄色く色づけするのに使用される。また、鶏肉にまぶして焼くと、スパイシーな風味が加わっておいしい。

シナモン

独特の香りに含まれた成分のなかに、血糖値を下げる効果があるため、やせやすい体を作るのに摂取したいスパイスです。甘みを引き立てる香りなのでお菓子に使われることが多いですが、アンチエイジングを心がけるなら糖質は控えて。紅茶やコーヒーに入れましょう。

こんな料理に

シナモンとハチミツを混ぜたシナモンシュガーは、コーヒーや紅茶、チャイなどに小さじ1杯程度を加えると、風味づけに。料理では肉料理やカレー、アップルパイにもよく使われる。

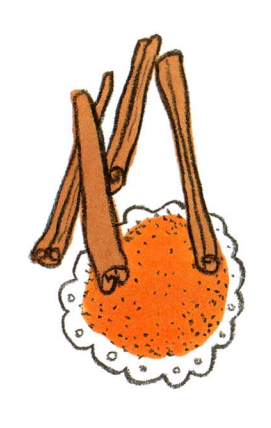

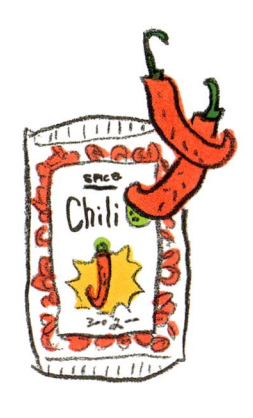

唐辛子

辛み成分のカプサイシンが発汗を促し、血液の巡りをよくしてくれます。高い抗酸化作用に老化防止作用、免疫力アップなど、アンチエイジング効果の高いスパイスです。体が熱くなるような辛さがありますが、料理の味を引き締め、うま味を引き出すのに最適です。

こんな料理に

肉や魚、野菜など、さまざまな食材と相性がよい。チリソースを使うメキシコ料理、キムチやチゲなどの韓国料理、インド料理やタイ料理など辛いメニューが多い地域で使用される。

> オーガストさんに聞く!

COCONUT OIL Q&A

ココナッツオイル＆アンチエイジング Q&A

アンチエイジングをより効果的におこなうためには？
ココナッツオイルを生活にとり入れるときの注意点は？
オーガストさんに聞きました！

Q: オーガストさんが普段よく食べるアンチエイジングに効果的な魚はなんですか？

A: 海の表面を泳いでいる魚を食べます。いわしがナンバーワン！

　魚は天然のものを食べるようにして、養殖は基本避けています。海の深いところを泳ぐ魚より、表面に近いところを泳ぐ魚は汚れが含まれにくく、安全性が高いです。また、大きな魚より、小さめの魚のほうが、体内に含んでいる汚れの割合が低いのでベターです。こういった観点から選ぶと、僕のナンバーワンの魚は「いわし」！　たくさん釣ってもなくならないほど多く生息しているから養殖のものはないし、身が汚染されてしまうほど寿命が長くない。しかも、安い。脂肪酸の一種、オメガ3を豊富に含むので、血中の善玉コレステロールを増やしたり、血圧を下げたりする効果もあります。

　僕はいつも、いわしを買ってきたら、オリーブオイル、レモンの搾り汁、ビネガー、玉ねぎ、にんにく、ケッパーと混ぜて8時間ほどマリネし、頭だけとり除いていただきます。セビーチェ風のおつまみですね！　鉄板焼きや炭火焼きにして食べてもおいしいです。

Q: アトピーの人でも、ココナッツオイルは使えますか？

A: ココナッツオイルはアレルギー症状が出にくい油！ホホバオイルもおすすめです。

　ココナッツオイルは、実際にアトピーでも使っているという方が多い油です。食べるのはもちろん、肌に塗ることで乾燥を防ぎ、抗炎症作用があるので症状をやわらげるのに効果的のようです。ただ、念のため、テストしてから使用してくださいね。

　なお、ココナッツオイル以上に、肌にアレルギーを持つ方が使用しやすいのはホホバオイル。ホホバオイルは口から摂取できませんが、人間の皮脂成分にとても近いため、人の肌と相性のよいオイルなんですよ。

Q: ココナッツオイル以外に、オーガストさんがすすめるオイルは？

A: 油はすべて熱加工していないものを！オリーブオイル、ごま油はよく使います。

　油はすべて、熱加工していないものを選びます。オリーブオイルもココナッツオイルも、いずれもエキストラ・バージン（またはバージン）オイルがベスト。あと、ごま油もいいですが、ごまを煎らずに生のまま搾って作られた油のほうがよいでしょう。

　オリーブオイルは、オリーブの種類によって栄養成分が変わってくるので、表示を見てみると選びやすいかもしれません。味もかなり変わりますので、サラダに使うなら優しい味のもの、魚に使うなら少し苦みがあるもの……など、使い分けるといいですね！

　なお、エキストラ・バージン・オリーブオイルやごま油は、熱を加えると酸化するのでできれば加熱せずに使いたいものです。とはいえ、どうしても……という場合もありますよね。オリーブオイルは弱火で煮込む程度ならOK、ごま油は軽い炒め物くらいならOKです。強火を使うときは、動物性のバターやラードが適しています。

Q： 40歳過ぎてからアンチエイジングを
始めるなんて遅すぎる？

A： 僕も40歳過ぎてから食事改善をして
若々しさと健康をとり戻しました！

　昔からアンチエイジングに関心が高く、大学でも予防医学を学んだ僕ですが、20代のころは仕事で忙しく、付き合いで毎日お酒を飲み、真夜中にラーメンを食べ、3時間程度の睡眠で起きる生活を続けていました。まさに不摂生を絵に描いたような生活です（笑）。風邪をひきやすく、いつもダルさが抜けず、朝も起きられない……そんな日々を改善しようと、もう一度健康について再勉強し、正しい食事をしよう！　と決めたのは、まさに40歳のころです。それまで肌や髪のケアだけに使っていたココナッツオイルの素晴らしさに目覚め、食生活にとり入れるようになったのも、そのころでした。体をサビさせない、抗酸化力の高い食生活を続けるうちに、人からいつも「マイナス10歳」といわれる見た目をキープできるようになったのはもちろん、風邪もひきにくくなり、朝もスッキリ起きられるように！　いつからでも遅くない、気づいたときに始めれば、きっと若々しさと健康を手に入れられるはずです。

Q： ココナッツオイルを肌や髪に塗るだけで
ツヤやハリが得られるのはどうして？

A： 抗酸化物質が豊富で浸透力が高いから
アンチエイジングの強い味方なんです。

　一般の精製油は化学的な処理や熱によって抗酸化物質が失われています。ココナッツオイルは熱に強いため、ビタミンEやポリフェノールといった抗酸化物質が豊富に含まれており、さまざまな研究結果からもアンチエイジングに効果的と考えられています。

Q: 体によいといわれているけど実は……という食品は？

A: ほうれん草＝鉄分豊富、というのは間違い！豆乳は誰にとって必要かを考えて。

　多くの方が「ほうれん草は鉄分が豊富なので、強い体を作る」と信じていますが、実は間違いなんです。1950年代、ほうれん草は鉄分が豊富であるという論文が発表されたのですが、実はそこにはタイプミスがありました。鉄分量の数値で、コンマをつける位置を間違えてしまい、実際の数値の10倍で表記されてしまったのです！　でももう発表されたあとで、そのミス自体はあまり浸透せず、マンガ『ポパイ』の影響もあって「元気になりたいなら、ほうれん草」というイメージが浸透してしまいました。もちろん、体に悪いわけではありませんが、自然農法以外のほうれん草は酸性が強いことが多いので、あえて食べないほうがよいでしょう。

　また、体にいいとして豆乳を飲んでいる方も多いでしょう。しかし豆乳には、大豆に含まれる栄養素の吸収を妨げる「アンチニュートリエント」という成分が残ってしまう（発酵食品である味噌や納豆には残らない）ため、かえって栄養の吸収を阻害する場合があります。あと、大豆イソフラボンは女性にうれしい効果があるからと、小さい女の子にまで豆乳を飲ませる家庭がありますが、かえって危険性があります。イソフラボンは確かに、女性ホルモンのエストロゲンに似た働きがあり、エストロゲンの不足を補ってくれます。でも、そもそも生理さえ始まっていない子どもは、エストロゲンが不足しようもないので、補う必要がないのです。もちろん男の子にはもっと必要がありません。豆乳は摂取しないほうがいいのです。

Q: 野菜ジュースやサプリメントを たくさんとれば大丈夫？

A: 野菜や果物ジュースはほぼ糖質！ サプリメントには頼りすぎないこと。

　野菜ジュースや果物ジュースを「100%と書いてあるから」と毎日飲んでいる方は多いです。心配なのは、飲みやすく甘さを強調するために、糖質が非常に多いこと！　野菜や果物を搾って栄養素はほとんど抜けた状態になったところへ、加熱殺菌で抗酸化成分も減り、さらに保存のための防腐剤や味つけのための糖分をプラスしたもので、もはや野菜や果物とは別のものです。ほぼ糖質でできた、濃厚な砂糖水のような飲み物なので、アンチエイジングを心がける方にはおすすめできません。

　また、僕自身もかつてはサプリメントを毎日40錠以上、摂取してきました。でも期待するほどの効果は得られず、疲れはとれずにダルさが続いて……そして本書でもご紹介した「オーガスト流の食事」にたどり着いた経緯があります。サプリメントよりも、食生活の改善によって健康はもちろん、若さも手にすることができました。もちろん、多忙な時期に栄養バランスを補う意味で、サプリメントを使うのはありでしょう。でも、頼りすぎないこと！　あくまでサポート役であり、食事代わりにしないことが大切です。

　ただし、野菜や海藻を低温乾燥し、まるごと粉砕したものを水で溶いて飲むことはおすすめです。

Q: 「卵は1日1個まで」じゃないのですか？

A: 卵は体にいい栄養素がたっぷり！コレステロール＝体に悪い、は間違いです。

　僕はいつも朝食に卵を2〜3個食べています。それは卵が、人間の体に必要な「必須アミノ酸」のバランスが最高で、ビタミンや鉄分などの栄養素を豊富に含んでいるから。しかし、一般的に「コレステロール値の高い食品は太りやすく、体にも悪い」といわれ、そのせいで「卵の食べすぎはよくない」とされていますが、それは間違い！

　そもそもコレステロールは、人間の細胞膜の材料であり、ホルモンを構成する成分でもあるのです。そして、コレステロールには、血管壁に入り込んで動脈硬化を促進する悪玉と、血管壁に付着したコレステロールを回収して動脈硬化を抑える善玉の2種類があります。卵に含まれる成分には、善玉コレステロールを増やし、悪玉コレステロール値を低下させる働きがあります。つまり「卵はコレステロールを増やすから体に悪い」と一概にはいえません。

　それに、コレステロールを含むものを食べて、血中コレステロール値が上がるという科学的根拠は、実はないのです。避けるべきなのは、血管にダメージを与えて、悪玉コレステロールを増やす原因となる食品です。フライドポテトのような揚げ物やマヨネーズこそ、注意すべきなのです。卵を避けるなんて、もったいないですよ！

Q: おやつの時間が生きがいです……食べるのはNGですか？

A: チョコレートやクッキーは「週1回のごほうび」に！ココナッツフレーク＋ナッツのおやつを。

　疲れてくると甘いものが食べたくなる……これは実は単なる「思い込み」。摂取しない生活を続けると、必要としなくなってきます。まずは習慣を断つことで、「食べないと疲れがとれない」という思い込みを捨てましょう。

　一番注意したいのは「おやつ」といいながら、少量の糖分（甘いもの）をちょこちょこつまむ人。食事のあとに血糖値が上がり、だいたい3時間程度で下がってきますが、そのころに「おやつ」といって甘いものを食べてしまうと、また血糖値が上がってインスリンが上がります。ちょこちょこ甘いものを食べ続けていると、インスリンが一日中分泌されていることになり、太りやすくなるほか、ホルモンバランスも崩れて、老けやすい体に！　少しずつ毎日食べるより、週末のご褒美としてまとめて食べたほうが、まだ体にはいいでしょう。

　なお、僕がおやつを食べたいときは、ナッツにしています。ナッツは良質な油が含まれており、アーモンドやくるみには血流をよくするアルギニンという成分も含まれ、美容効果が高い食品です。また、ココナッツオイルではなく、フレーク状になったものも売られているので、それとドライフルーツを合わせて食べるのもおいしいですよ！　ただし、レーズンやマンゴーは糖度の高い果物なので、食べすぎには注意しましょう。

Q: ココナッツオイルを生活にとり入れて、変わった点はどこですか？

A: 免疫力アップで風邪をひかない体に！強い髪としっとりした肌作りにも役立ちます。

　僕はサーフィンをして育ったのですが、学生時代に「ココナッツオイルは、日焼けのダメージから髪や肌を回復させる効果がある」と聞いて、海からあがったあとによくつけていました。そのころ、まだココナッツオイルを口から摂取する習慣はなく、肌につけるとよく浸透するのに保湿力も高いので、重宝していました。

　そのまま40代になって、今までに学んだ栄養学をあらためて勉強し、食生活をすべて変えたのですが、このタイミングで「すべての油が体に悪いという通説は間違っている」ことをあらためて学びました。ココナッツオイルの効能を知り、口から摂取するようになったのは、このころです！

　ココナッツオイルを口にする生活を始めて、最も感じるのは体調の変化。昔は毎年のようにひいていた風邪をひかなくなり、妻にビックリされたほどです（笑）。免疫力がついて病気になりにくくなり、疲れからも回復しやすくなって、朝の目覚めもいい。強い体を手にすることができました。もちろん、今もスキンケアやヘアケアとしても利用しています。肌につける習慣を続けると、肌がやわらかくなり、冬でも乾燥しにくくなります。また、僕はシャンプーをしたあと、髪を乾かしてから少しオイルをつけて眠り、翌朝にリンスで洗い流しています。コシのある強い髪を養うことができるので、おすすめですよ！

COCONUT OIL INFO

ココナッツオイルの選び方

種類も豊富になり、簡単に購入できるようになったココナッツオイル。
しかし、どれを買ったらいいのかが悩ましいところ。
選ぶ際のポイントを見てみましょう!

この3つの製造方法をクリアしているものを選びましょう。

1. 熱を加えていない

熱を加えてしまうとせっかくの栄養素が失われてしまいます。生のココナッツ果肉を低温圧搾法(コールドプレス製法)で抽出したオイルは、ココナッツ本来の栄養素がそのまま残るので美容や健康に効果的です。

2. ケミカルなものが含まれていない

長期保存を可能にするために化学薬品や添加物を使用した製品もありますが、使用された有機化学物質が体内に悪影響を及ぼすこともあるので、無添加なものを選びましょう。

3. 精製されていない

精製されたものはラウリン酸の含有率が減ってしまったり高い抗酸化力もなくなってしまいます。アンチエイジングと健康のためにはバージン又はエキストラバージンココナッツオイルと記載された製品がベストです。

バージンココナッツオイル

最初に選ぶなら、良質なバージンココナッツオイル！
より低い温度で精製され、化学薬品も使われていないオイルは
必ず表示に「バージン」と記載されています。

> 中鎖脂肪酸の含有率が62％！Mr.ココナッツことセイン カミュ氏プロデュースによるオイル

> 昔ながらの栽培環境で栄養がいきわたるように栽培されたココナッツを使用したオイル

> 設立10周年を迎え日本のココナッツオイルのパイオニア的存在

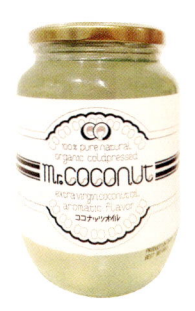

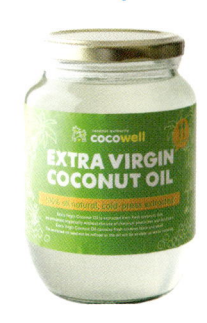

エキストラバージンココナッツオイル〈Mr. coconut〉

無農薬で栽培されたココナッツの生の果肉を低温圧搾法で抽出した、炒め物や風味づけなど、毎日の食事に使える料理用オイル。原産国フィリピン。

474㎖ 3,000円（税別）

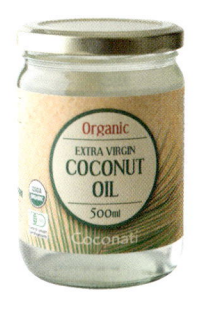

Coconati エキストラバージンココナッツオイル〈アビオス〉

実が熟成し栄養価が高い時期のココナッツを手摘みで丁寧に収穫し、低温圧搾で抽出した、ラウリン酸や中鎖脂肪酸が豊富なオイル。原産国スリランカ。

500㎖ 2,900円（税別）
200㎖サイズ 1,400円（税別）もあり
www.abios.jp

エキストラバージンココナッツオイル〈ココウェル〉

農薬を使わずに育ったココナッツの果肉を生のまま40℃以下の低温圧搾、自然発酵法で抽出した濃厚で芳醇なオイル。政府機関ココナッツ庁があるフィリピン産のココナッツを使用。原産国フィリピン。

474㎖ 3,000円（税別）
www.cocowell.co.jp

プレミアムココナッツオイル・ココナッツバター

> 香りが
> ほとんどないから、
> どんな料理にも
> 使えて便利。
> 酸化しにくいから
> 炒め物にも最適！

> パンに塗ったり、
> コーヒーに入れたりと
> 使い方さまざま。
> バターの代わりにも
> 使える。

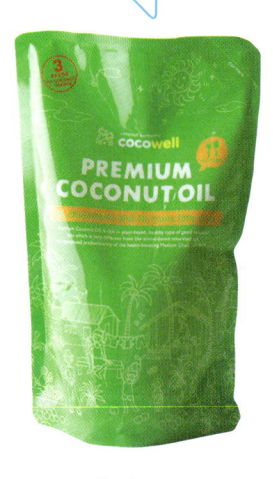

プレミアム
ココナッツオイル
〈ココウェル〉

乾燥させたココナッツの果肉を圧搾したオイル。一般的なココナッツオイルと異なり、石灰などの天然素材を利用して作られており、薬剤などは不使用。原産国フィリピン。

500㎖ 950円（税別）

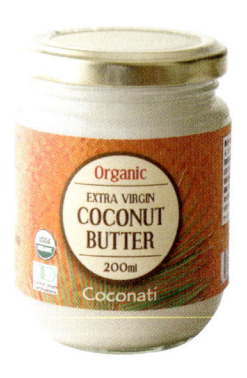

Coconati
ココナッツバター
〈アビオス〉

新鮮なココナッツの果肉を丸ごとすりつぶして作った栄養豊富なココナッツバター。原産国スリランカ。

200㎖ 1,400円（税別）

ココナッツ食品

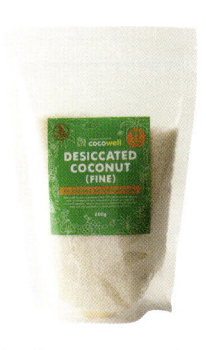

デシケイテッドココナッツ（ファイン）〈ココウェル〉

乾燥ココナッツオイルは溶剤によって漂白されることがあるが、ココウェルは無添加・無漂白のフレーク。「ファイン」は、パン粉ほどの大きさの粒で、お菓子の材料としても使える。

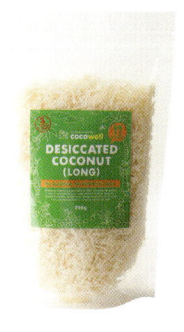

250g 470円（税別）

デシケイテッドココナッツ（ロング）〈ココウェル〉

ココナッツ果肉を乾燥させた高品質フレーク。粒のカットサイズが長いものが「ロング」。シャリシャリとした食感が特徴で、サラダのトッピングに使えばお料理のアクセントに。

250g 470円（税別）

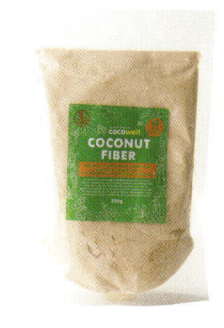

ココナッツファイバー〈ココウェル〉

生のココナッツ果肉から作られた、食物繊維が豊富な天然ファイバー。微粉末なので小麦粉に加えたり、ヨーグルトやカレーに混ぜても◎。

250g 950円（税別）

ココナッツスキンケア

オーガスト オーガニック ボディスクラブ C&S〈アビオス〉

ココナッツオイルのほか、アボカドオイルなどのボタニカルオイルをたっぷり使用したスクラブ。ソルトタイプのものよりも肌がしっとりするシュガータイプなので、乾燥肌の方には特におすすめです。

250g 3,900円（税別）

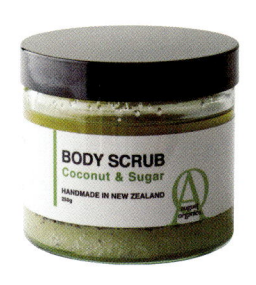

監修
オーガスト・ハーゲスハイマー
August Hergesheimer

1962年福島県猪苗代生まれ。アメリカのサンディエゴ州立大学で医学を学ぶ。その後、栄養学を本格的に学び、栄養科学博士号を取得。長年の研究から「人間の体は自然の力で回復できる」という結論に達し、オーガニック素材で無添加の美容健康食品を作るためにアビオスを設立。環境と健康を念頭に、無添加、無農薬にこだわる美容健康補助食品事業を行う。またアンチエイジング・スペシャリストとして、フード・ヒーリングのワークショップ講師を務める他、テレビ・雑誌、セミナーなどで活躍。パーソナルダイエットカウンセラーとしては著名人からも絶大な支持を集めている。日本とニュージーランドを行き来する生活。5人の子供を持つ父でもある。著書に『20歳若く見える人の食べ方』(ソフトバンク新書)『老けない人はやめている』(講談社)『若返りスイッチをONにする食べ方』(小学館)『スリムな身体で美しい人はこう食べている』(中央公論新社)『卵は最高のアンチエイジングフード』(三空出版)がある。

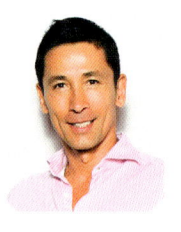

オーガストブログ ameblo.jp/purenatural　アビオスHP http://www.abios.jp

料理・スタイリング
上島亜紀　Aki Kamishima

1967年神奈川県出身。料理家・フードコーディネーター&スタイリストとして女性誌を中心に活動。企業のレシピ監修、提案も行う。パン講師、食育アドバイザー、ジュニア・アスリートフードマイスター取得。簡単に作れる日々の家庭料理を大切にしながら、主宰する料理教室「A's Table」では、楽しくて美しいおもてなし料理を提案している。ほか、不定期に子供の料理教室「Chanto!Chanto!」を通じて作ること、食べてもらうことの楽しさを伝える。

ココナッツオイルで−10歳美人

2014年11月27日　初版第1刷発行

発行人　北脇信夫
編集人　大竹美香
発行所　株式会社 宙（おおぞら）出版
　　　　〒112-8653
　　　　東京都文京区音羽一丁目22番12号
　　　　代表　　　　03(6861)3910
　　　　販売　　　　03(6861)3930
　　　　資材製作部　03(6861)3912
印刷・製本　凸版印刷株式会社

本書の一部または全部を無断で複製・転載・上映・放送することは、法律で定められた場合を除き、著者および出版者の権利の侵害となります。あらかじめ小社宛に許諾をお求めください。本書を代行業者等の第三者に依頼してスキャンやデジタル化することは、たとえ個人や家庭内での利用であっても著作権法上認められておりません。造本には十分注意しておりますが、万一、落丁乱丁などの不良品がありましたら、購入された書店名を明記のうえ小社資材製作部までお送りください。送料小社負担にて、お取替えいたします。但し、新古書店で購入されたものについてはお取替えできませんのでご了承ください。

© OHZORASHUPPAN 2014 / ISBN978-4-7767-9645-9
Printed in Japan 2014

スタッフ

監修	オーガスト・ハーゲスハイマー
マネジメント	谷口智子
料理/スタイリング	上島亜紀
デザイン	中村未里（MiMiZK）
撮影	安部まゆみ
編集	丸山みき（SORA企画）
編集アシスタント	岩本明子（SORA企画）
取材/文	富永明子
イラスト	いいあい
校正	聚珍社
Special Thanks	安田光絵

商品提供

株式会社ココウェル
http://www.cocowell.co.jp
tel. 0120-01-5572
＊写真（P18）

株式会社アビオス
http://www.abios.jp　tel. 0120-441-831

Mr.coconut
http://www.w-mr-coconut.com